川島隆太（東北大学教授）監修

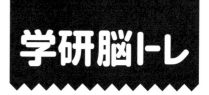
学研脳トレ

川島隆太教授の
らくらく
脳体操
まちがい探し
90日

JN051253

「脳体操」で楽しくトレーニング！ 脳を元気に!!

東北大学教授 **川島隆太**

　歳を重ねていくうちに、人の名前が思い出せなかったり、物忘れをしたりと、脳の衰えを感じたことはありませんか。このような衰えはすなわち **「脳の前頭前野の働きが低下した」ことが原因**なのです。

　脳の前頭葉にある「前頭前野」は、ものを考えたり、記憶、感情のコントロール、人とのコミュニケーションなど重要な働きをしています。ここを健康に保つことが、社会生活を送るうえで最も重要なポイントです。

　しかし、テレビだけを見て一日中過ごしたり、人と会話をする機会が減ったり、手紙など手書きで文章を書く習慣も少なくなっていくと、脳の前頭前野の働きがどんどん低下していくことになります。

　そこで皆さんにやっていただきたいのが本書の「脳体操」です。人間の体と同様、脳を動かすトレーニングによって脳が活性化し、**「働く脳」へと生まれ変わらせる**ことができるのです。

　脳が担う情報処理や判断、行動や感情の制御といった脳機能の中枢が前頭前野です。本書の「脳体操」で前頭前野を鍛えていきましょう。楽しみながら毎日続けることで、脳がどんどん元気になりますよ。

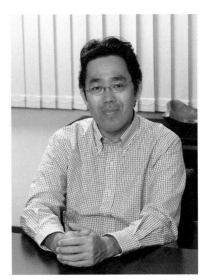

川島隆太教授
東北大学　加齢医学研究所所長

「脳体操」で脳がいきいき活性化！

　脳の前頭葉の活性化について、多数の実験を東北大学と学研との共同研究によって行いました。

　実験は、本書と同様のイラストなど絵の間違い探し、熟語や漢字の読み書きの作業について、脳の血流の変化を「光トポグラフィ」という装置で調べました（下の写真）。その結果、下の画像のとおり、安静時に比べて問題を解いているときは、脳の前頭葉の血流が増え、活性化していることが脳科学によって判明したのです。

　本書は、脳を元気にする様々な「脳体操」を掲載しています。気楽に遊び感覚で取り組めるものばかりですから、楽しみながら毎日続けていきましょう。

「脳活性」実験の様子

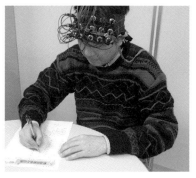

「光トポグラフィ」という装置で脳血流の変化を調べます。本書にあるパズルが、前頭葉の活性化に効果があることが実験でわかりました。

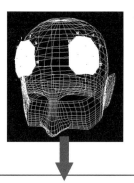

安静時の脳
白く表示されているのは、脳が安静時の状態にあることを示しています。

前頭葉の働きが活発に！

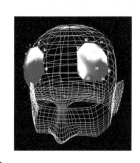

間違い探しを解いているとき
問題に取り組むと、前頭葉の血流が増え脳が活性化します。

短い時間でOK！ 集中して速く解きましょう

　脳を元気にする本書の「脳体操」は、初めての方から取り組める簡単なトレーニングです。トレーニングといっても、イラストや文字の単純なパズルで、どれも楽しいものばかりですよ。

　実は、こうしたパズルをやるときに、脳が非常に活性化することがわかっています。解くのに時間がかかる難しい問題よりも、いたって**簡単なパズルをどんどん解く**ほうが、より脳を活性化させることが証明されているのです。

　トレーニングの最も重要なポイントは1つです。

　それは、**パッパッパッとできるだけ速く解く**こと。

　脳のトレーニングは、学校のテストと違って、正解を出すことはあまり重要ではありません。間違えることをおそれて慎重に答えるのではなく、できるだけ速く問題を解くことが重要です。なぜなら、できるだけ速く解くことで、脳の情報処理速度がアップするからです。頭の回転力がどんどん向上し、前頭前野の働きがアップ！　脳をどんどん元気にさせます。

脳体操の重要ポイント

その1　集中して速く解く！

➡ 脳の情報処理力が向上します

本書の「脳体操」は、集中して速く行うことで、より効果を発揮します。**短い時間で集中し、全力を出す**ことが脳の機能を向上させるために重要なのです。

　慣れてくると、「もっとたくさんの問題を解きたい」「たくさんやるほどいい」という気持ちになるかもしれませんが、とにかく短時間でスピーディーにやることが脳の働きをよくするコツです。

　そして、「脳体操」は**毎日続けることが重要**です。2～3日に1回とか、たまにやる程度では、その効果は発揮されません。自分のやりやすい時間帯に1日1回、短時間で集中して「脳体操」を行うことを毎日の日課に取り入れ、習慣づけましょう。継続することが、脳の健康を守ることにつながります。

脳体操の重要ポイント

その2　**短時間で解く！**

→ 1日1回、短時間でOK

その3　**毎日続ける！**

→ 継続＝脳の健康習慣！

1 イラスト間違い探し

● 下の絵には7か所、上と異なる部分があります。それを探して〇で囲みましょう。

間違い
7か所

正

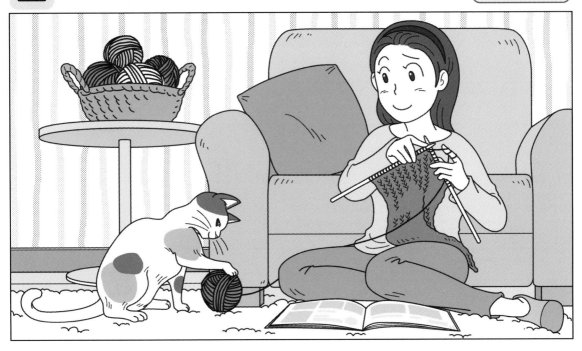

誤

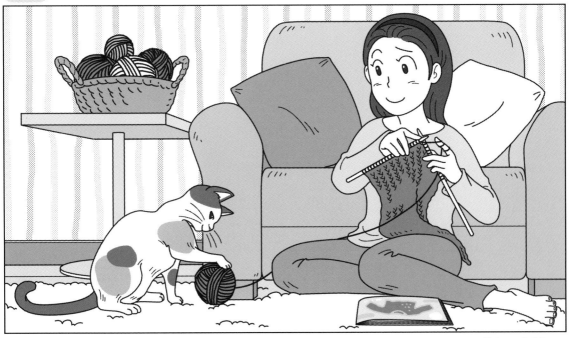

答え ▶ P.96

2 仲間はずれ探し

●下の絵の中に、1つだけ違うものがあります。それを探して〇で囲みましょう。

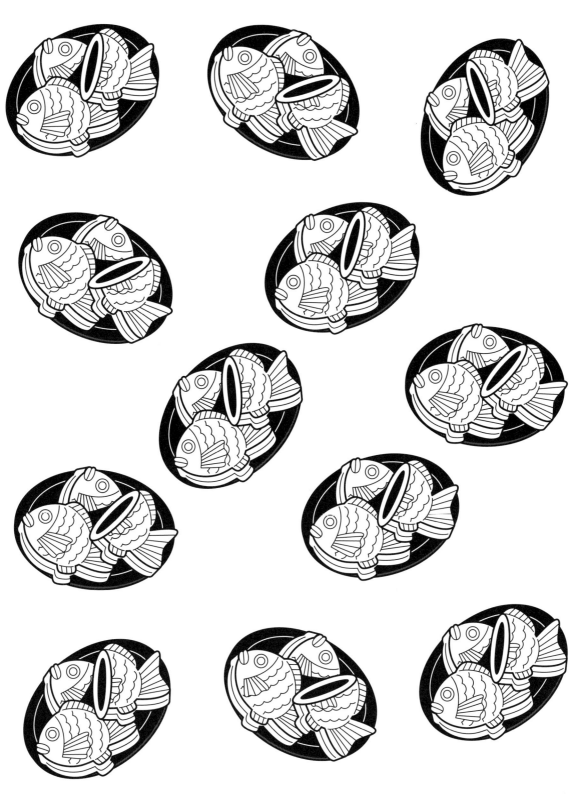

答え▶ P.96

3 文字絵間違い探し

● 「富士山と湖」がテーマの文字絵です。この中に、周囲と違う字がまざっています。それを探して〇で囲みましょう。

間違い　6か所

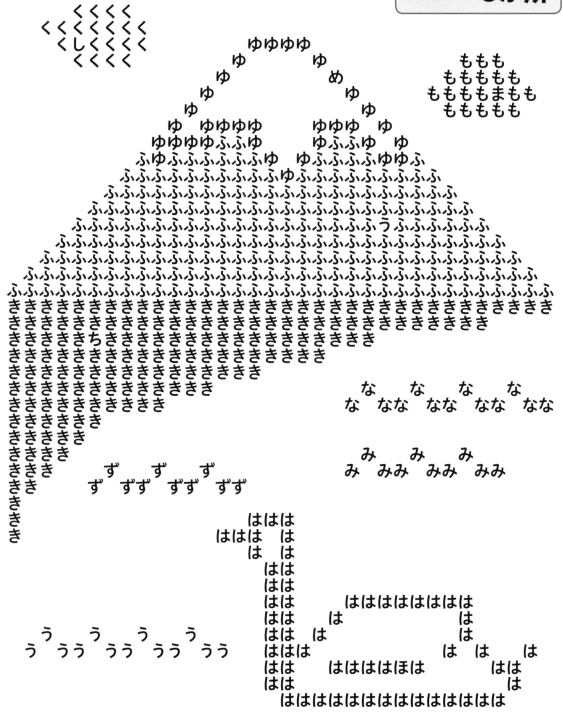

答え ▶ P.96

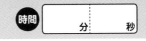

4 違うピース探し

● 絵がバラバラのピースになりました。違うピース1つを記号で答えましょう。

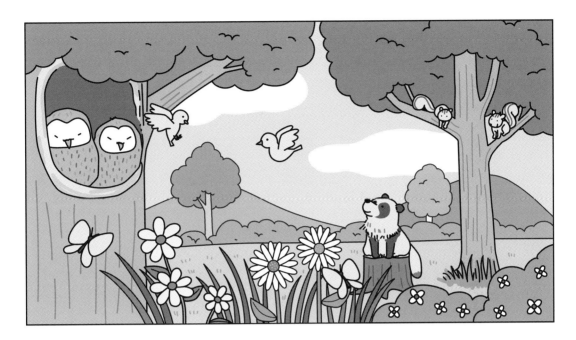

A

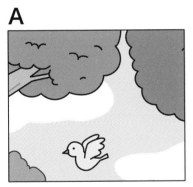

B

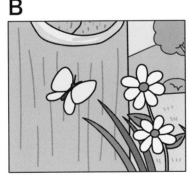

C

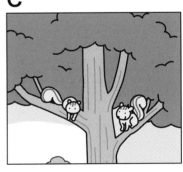

D

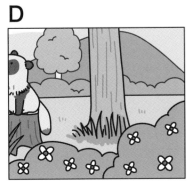

E

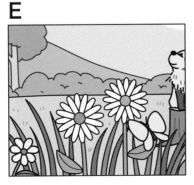

F

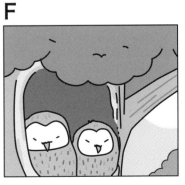

違うピース

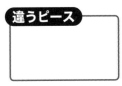

答え ▶ P.96

5 地図間違い探し

● 下の地図には5か所、上と異なる部分があります。それを探して○で囲みましょう。

正

間違い **5か所**

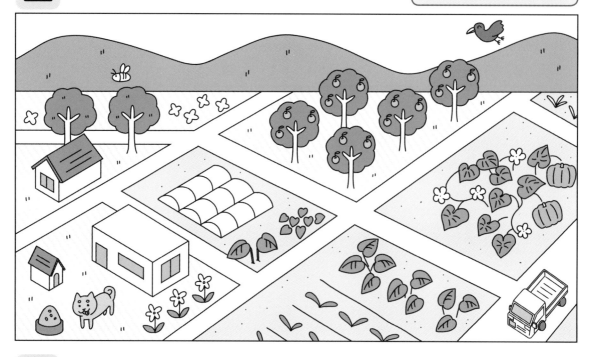

誤

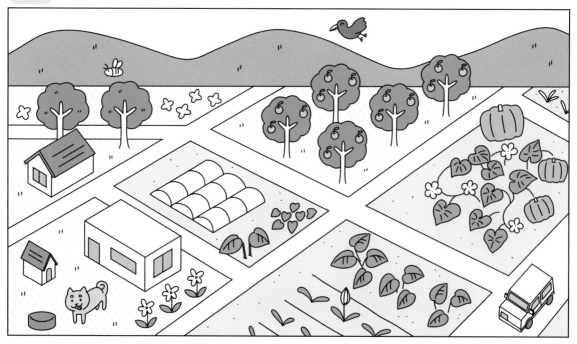

10

6 慣用句間違い探し

●間違っている字を1つ探し、正しい字をリストから選んで書きましょう。

① 気道に乗る
_{き どう} _の

誤 [　　　] ➡ 正 [　　　]

② 揚げ足を撮る
_あ _{あし} _と

誤 [　　　] ➡ 正 [　　　]

③ 顔が熟れる
_{かお} _う

誤 [　　　] ➡ 正 [　　　]

④ 他人の空二
_{た にん} _{そら に}

誤 [　　　] ➡ 正 [　　　]

⑤ 頭星を突く
_{ず ぼし} _つ

誤 [　　　] ➡ 正 [　　　]

⑥ 根も歯もない
_ね _は

誤 [　　　] ➡ 正 [　　　]

⑦ 一泡拭かせる
_{ひと あわ ふ}

誤 [　　　] ➡ 正 [　　　]

⑧ 軍倍を上げる
_{ぐん ばい} _あ

誤 [　　　] ➡ 正 [　　　]

⑨ 一線を隠す
_{いっ せん} _{かく}

誤 [　　　] ➡ 正 [　　　]

⑩ 長蛇の烈
_{ちょう だ} _{れつ}

誤 [　　　] ➡ 正 [　　　]

リスト

似	画	列	軌	取
図	吹	売	配	葉

7 数字絵間違い探し

●「風見鶏（かざみどり）」がテーマの数字絵です。下の 誤 には上と違う数字が６か所あります。探して○で囲みましょう。

正

間違い **6か所**

```
                3                    5 5 5 5 5 5
            3 3 3 3                5              5
        8 3 3 3 3              5  1 1 1 1 1         5
            3 3 3 3          5  1                1    5
            5           5   5   1 1 1 1 1          1    5
            5           5   5 1                1  1 5
        4 5 3 3       5      5   1 1 1            1 5
            3 3       5          5          2 5      5 5
        3 3 3       5          5   1 1 1 5    5 5    5
            5           5 5 5   1 1 1   5      5
            5   1                 5 5 1      5
            5   1   1 1             5 5     5 5
            5       1   1         5          5
            5       7   1 1     5
                5       1 1 1 1 1 5
                5 5 5         5
        4
      4 4                    2 2 2 2              6 6 6 6 6 6
      4 4 4                    2 2            6    6    6    6
  4 4 4 4 4 2 2 2 2 2 2 2 2 2 2 2 2 2 2 2 2 2 2 6 6 6 6 6 6
                            2 2
```

誤

```
                3                    5 5 5 5 5 5
            3 3 3 3                5              5
        8 3 3 3 3              5  1 1 1 1 1         5
            3 3 3 3          5  1                1    5
            5           5   5   1 1 1 1 1          1    5
            5           5   6 1                1  1 5
        4 5 3 8       5      5   1 1 1            1 5
            3 3       5          5          2 5      5 5
        3 3 3       5          5   1 1 1 5    5 5    5
            5           5 5 5   1 1 1   5      5
            5   1                 5 5 1      5
            5   1   1 1             5 5     5 5
            5       1   1         5          5
            5       7   1 1     5
                5       1 1 1 1 1 5
                5 5 5         5
        4
      4 4                    2 9 2 2              6 6 6 6 6 6
      4 4 4                    2 2            6    6    0    6
  4 4 7 4 4 2 2 2 2 2 2 2 2 2 2 2 2 2 2 2 2 2 2 6 6 6 6 6 6
                            2 2
```

答え ▶ P.97

8 違う花札

●違う花札を１つ探して〇で囲みましょう。

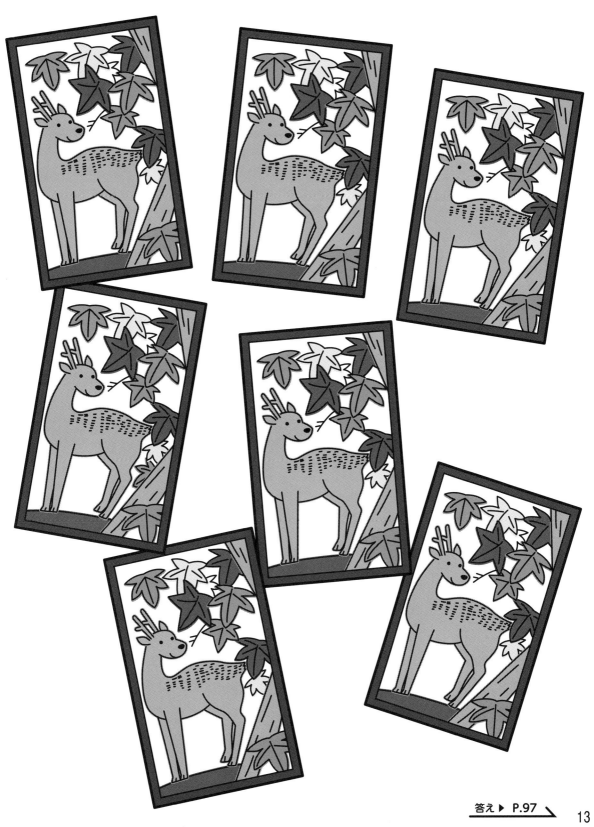

答え▶ P.97

9 いなくなった生き物探し

● 上と下の絵を見比べると、後 の状態では３つの生き物がいなくなりました。
元 の絵でその生き物に〇をつけましょう。

元 の状態

いなくなった生き物　**3つ**

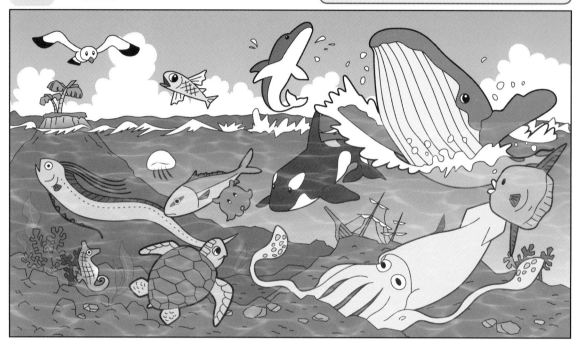

後 の状態

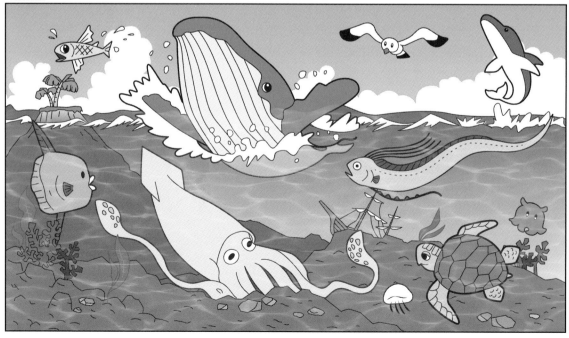

10 漢字間違い探し

●違う漢字が1つだけまざっています。それを探して〇で囲みましょう。

①

季	季	季	季	季	季	季	季
季	季	季	季	季	季	李	季
季	季	季	季	季	季	季	季
季	季	季	季	季	季	季	季
季	季	季	季	季	季	季	季
季	季	季	季	季	季	季	季

②

陽	陽	陽	陽	陽	陽	陽	陽
陽	陽	陽	陽	陽	陽	陽	陽
陽	陽	陽	陽	陽	陽	陽	陽
陽	陽	陽	楊	陽	陽	陽	陽
陽	陽	陽	陽	陽	陽	陽	陽
陽	陽	陽	陽	陽	陽	陽	陽

答え▶ P.98

11 トランプ間違い探し

●下のトランプには、上と異なる6か所の間違いがあります。探して〇で囲みましょう。

間違い　6か所

正

誤

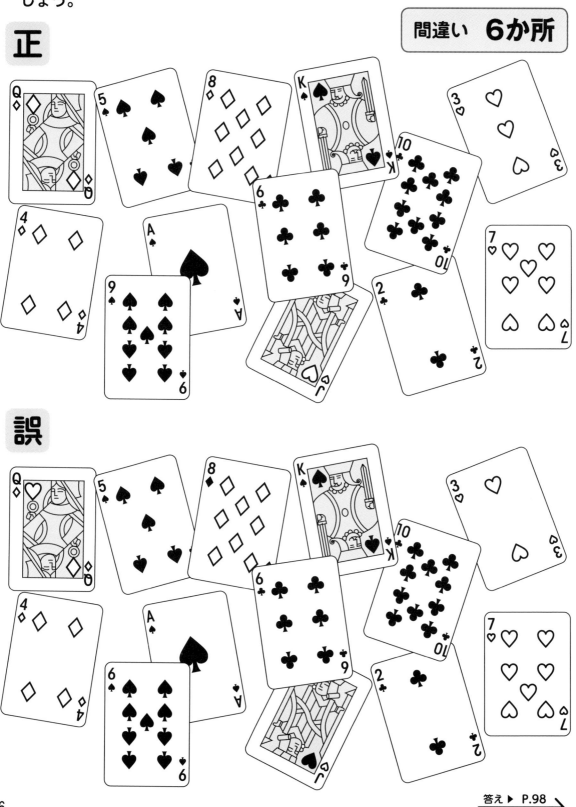

答え ▶ P.98

12 四字熟語間違い探し

●間違っている字を１つ探し、正しい字をリストから選んで書きましょう。

① あいえんきえん
哀縁奇縁

誤〔　　　〕➡正〔　　　〕

② ごえつどうしゅう
呉越同州

誤〔　　　〕➡正〔　　　〕

③ きょうてんどうち
教天動地

誤〔　　　〕➡正〔　　　〕

④ じゅうおうむじん
縦横無人

誤〔　　　〕➡正〔　　　〕

⑤ さんめんろっぴ
三免六臂

誤〔　　　〕➡正〔　　　〕

⑥ にしゃたくいつ
二者卓一

誤〔　　　〕➡正〔　　　〕

⑦ げんじょういじ
現状維治

誤〔　　　〕➡正〔　　　〕

⑧ いっけんらくちゃく
一見落着

誤〔　　　〕➡正〔　　　〕

⑨ おうきゅうそち
応急阻置

誤〔　　　〕➡正〔　　　〕

⑩ ふうこうめいび
風香明媚

誤〔　　　〕➡正〔　　　〕

リスト

措	持	面	光	合
件	択	驚	舟	尽

月　　日

時間　　　分　　　秒

正答数　　／6

イラスト間違い探し

●下の絵には6か所、上と異なる部分があります。それを探して〇で囲みましょう。

間違い
6か所

正

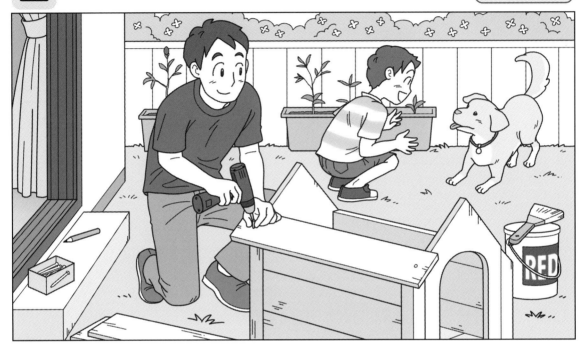

誤

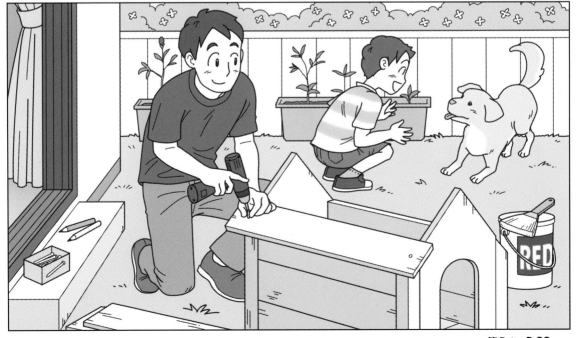

答え ▶ P.99

14 熟語間違い探し

● 漢字が違う熟語が1つだけまざっています。それを探して○で囲みましょう。

①

令和	令和	令和	令和	令和	令和
令和	令和	令和	令和	令和	令和
令和	令和	令和	令和	令和	令和
令和	令和	令和	令和	令和	令和
令和	令知	令和	令和	令和	令和
令和	令和	令和	令和	令和	令和

②

見聞	見聞	見聞	見聞	見聞	見聞
見聞	見聞	見聞	見聞	見聞	見問
見聞	見聞	見聞	見聞	見聞	見聞
見聞	見聞	見聞	見聞	見聞	見聞
見聞	見聞	見聞	見聞	見聞	見聞
見聞	見聞	見聞	見聞	見聞	見聞

答え ▶ P.99

● 下の地図には7か所、上と異なる部分があります。それを探して〇で囲みましょう。

正

間違い　**7か所**

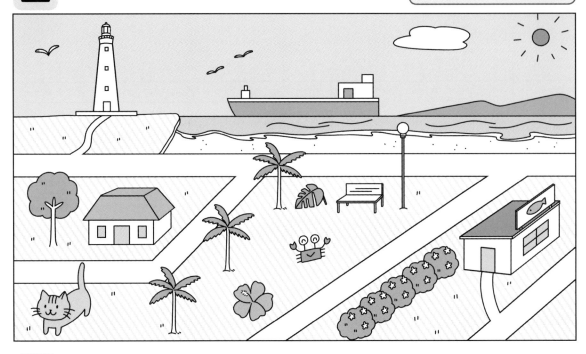

誤

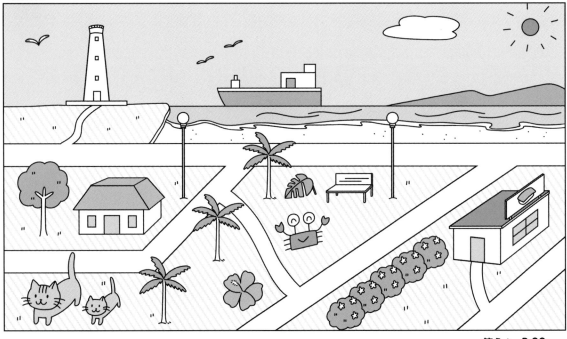

答え ▶ P.99

16 数字絵間違い探し

●「パトカー」がテーマの数字絵です。下の 誤 には上と違う数字が6か所あります。探して○で囲みましょう。

正

間違い　**6か所**

```
                  1     1       1
                1     1     1
               2 2 2
               2 2 2
             2 2 2 2 2 2 2 2 2 2 2 2
           2                       2
         2     5 5 5 5 5   5 5 5 5 5     2
       2     5           5           5     2
     2     5             5             5     2
     2     5 5           5           5 5     2
   2 2 2 2       5 5 5 5 5 5 5   5 5 5 5 5 5     2 2 2 2
  2                                             2
9 2           3 3               3 3             2 2
9 2                                             2 9
  2           8 8 8 8               8 8 8 8     2
  2 2 2 2 8 0     0 8 2 2 2 2 2 2 2 2 8 0     0 8 2 2 2
  2 2 2 8   0 0   8 2 2 2 2 2 2 2 2 2 8   0 0   8 2 2 2
  2 2 2 8   0 0   8 2 2 2 2 2 2 2 2 2 8   0 0   8 2 2 2
        8 0     0 8                       8 0     0 8
        8 8 8 8                               8 8 8 8
```

誤

```
                  1     1       1
                1     3     1
               2 2 2
               2 2 2
             2 2 2 2 2 2 2 2 2 2 2 2
           2                       2
         2     5 5 5 5 5   5 5 5 5 5     2
       2     5           5           5     2
     2     5             5             5     2
     2     5 5           5           5 5     2
   2 2 2 2       5 5 5 5 5 5 5   5 5 5 5 5 5     2 2 2 2
  2                                             2
9 2           3 3               3 2             2 1
9 5                                             2 9
  2           8 8 8 8               8 8 8 8     2
  2 2 2 2 8 0     0 8 2 2 2 2 2 2 2 2 8 0     0 8 2 2 2
  2 2 2 8   0 0   8 2 2 2 2 2 2 2 2 2 8   0 0   8 2 2 2
  2 2 2 8   0 0   8 2 2 2 2 2 2 2 2 2 8   0 9   8 2 2 2
        8 0     0 8                       8 0     0 8
        8 8 8 8                               8 8 8 8
```

答え▶ P.100

21

17 漢字間違い探し

● 違う漢字が 1 つだけまざっています。それを探して〇で囲みましょう。

①

千　千　千　千　千　千　千
千　千　千　千　千　千　千
千　千　千　千　千　千　千
千　千　千　千　千　千　千

②

侍　侍　侍　侍　侍　侍　侍
侍　侍　侍　侍　侍　侍　侍
侍　侍　侍　侍　侍　待　侍
侍　侍　侍　侍　侍　侍　侍

答え ▶ P.100

違うトランプ

●違うトランプを１つ探して〇で囲みましょう。

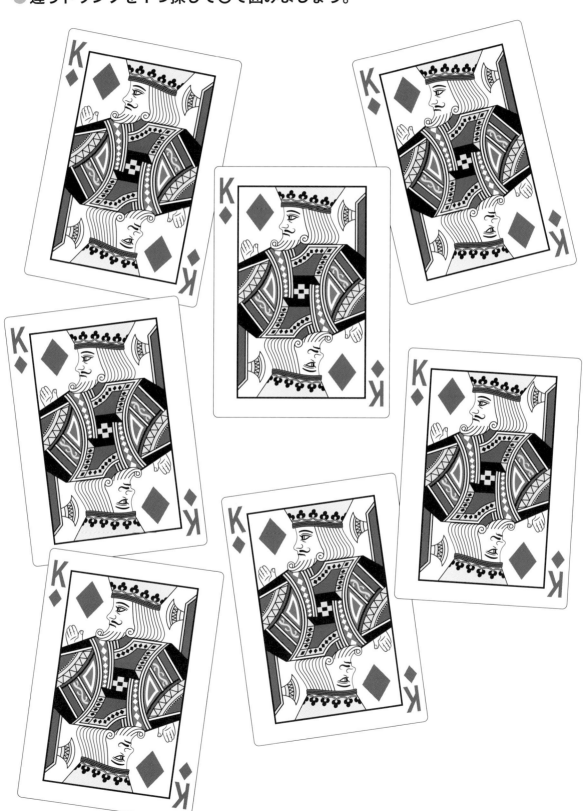

答え ▶ P.100

19 違うピース探し

● 絵がバラバラのピースになりました。違うピース１つを記号で答えましょう。

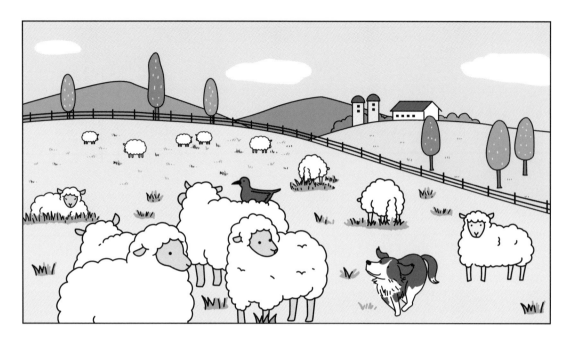

A
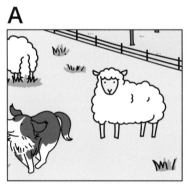

B
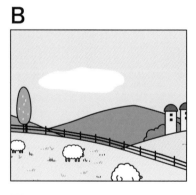

C
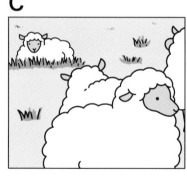

D
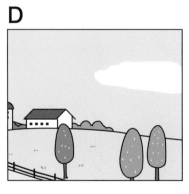

E
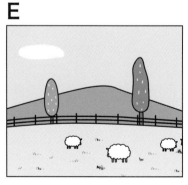

F
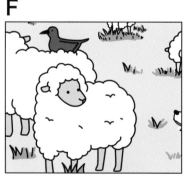

違うピース
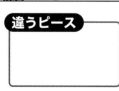

答え ▶ P.100

時間 　分　秒

正答数 ／6

20 文字絵間違い探し

●「テディベア」がテーマの文字絵です。この中に、周囲と違う字がまざっています。それを探して〇で囲みましょう。

間違い　**6か所**

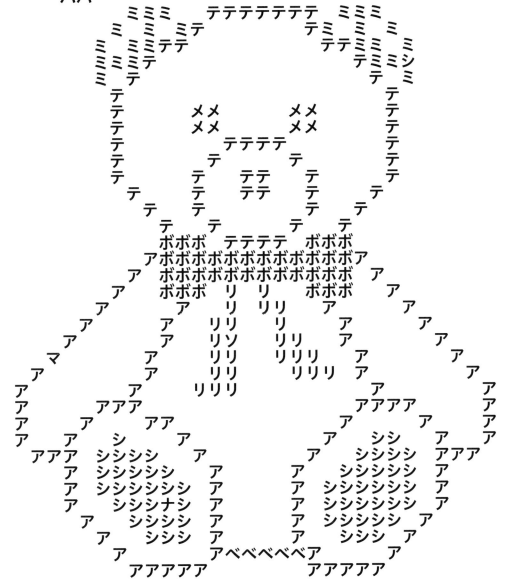

答え ▶ P.101

時間 分　　秒

正答数 ／20

21 四字熟語間違い探し

● 間違っている字を1つ探し、正しい字をリストから選んで書きましょう。

① 行運流水
こう うんりゅうすい

誤 〔　　　〕 ➡ 正 〔　　　〕

② 試行錯後
し こう さく ご

誤 〔　　　〕 ➡ 正 〔　　　〕

③ 大伴振舞
おお ばん ぶる まい

誤 〔　　　〕 ➡ 正 〔　　　〕

④ 変減自在
へん げん じ ざい

誤 〔　　　〕 ➡ 正 〔　　　〕

⑤ 意心伝心
い しん でん しん

誤 〔　　　〕 ➡ 正 〔　　　〕

⑥ 州知徹底
しゅう ち てっ てい

誤 〔　　　〕 ➡ 正 〔　　　〕

⑦ 喜食満面
き しょく まん めん

誤 〔　　　〕 ➡ 正 〔　　　〕

⑧ 適財適所
てき ざい てき しょ

誤 〔　　　〕 ➡ 正 〔　　　〕

⑨ 国士無草
こく し む そう

誤 〔　　　〕 ➡ 正 〔　　　〕

⑩ 一世一大
いっ せ いち だい

誤 〔　　　〕 ➡ 正 〔　　　〕

リスト

色	代	以	双	盤
誤	幻	雲	周	材

答え ▶ P.101

22 イラスト間違い探し

●下の絵には5か所、上と異なる部分があります。それを探して○で囲みましょう。

間違い
5か所

正

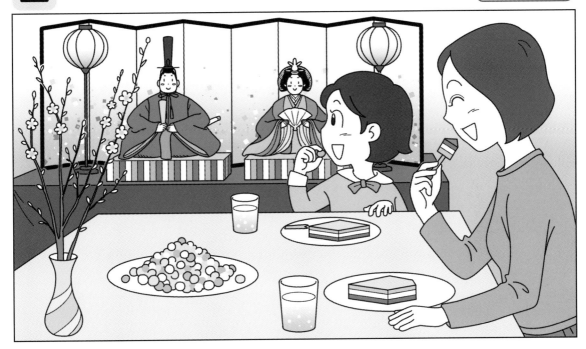

誤

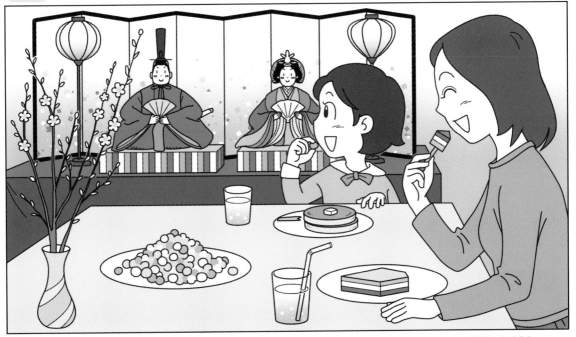

時間　分　秒

23 数字絵間違い探し

●「犬」がテーマの数字絵です。下の 誤 には上と違う数字が6か所あります。探
して〇で囲みましょう。

正

間違い　6か所

```
            4 4 4 4 4
        4 3             3 4
        4 4             4 4
      4     9       9       4
    4     4             4     4
    4   4 4             4 4   4
    4 4     4     5     4     4 4     3
            4           4               6
            4 4 4 4 4 4 4               6
        2     0 0 0 0 0     2           6
        2                   2           6
        2     2       2     2       6   6
      5 2     2       2     2 5     6   6
    5   2     2       2     2   5 6     6
    5   2     2       2     1   5       6
    5   2     2       2     2   5 6       8 8 8 8 8 8 8
    5   2     2       2     2 5 6         8 8 8 8 8 8 8
    5   2     2       2     2 5           8 7 7 7 7 7 8
    5 5 2 2 2 2 5 5 5 2 2 5 5 5           8           8
                                           8 8 8 8 8
```

誤

```
            4 4 4 4 4
        4 3             3 4
        4 4             4 4
      4     9       9       4
    4     4             4     4
    2   4 4             4 4   4
    4 4     4     3     4     4 4     3
            4           4               6
            4 4 4 4 4 4 4               6
        2     0 0 8 0 0     2           6
        2                   2           6
        2     2       2     2       6   6
      5 2     2       2     2 5     6   6
    5   2     2       2     2   5 6     6
    5   2     2       2     1   5       6
    5   2     2       2     2   5 6       8 8 8 8 9 8 8
    5   2     2       2     2 5           8 8 8 8 8 8 8
    5   1     2       2     2 5 6         8 7 7 7 7 7 8
    5   2     2       2     2 5           8           8
    5 5 2 2 2 2 5 5 5 2 2 5 5 5             8 8 8 8 8
```

28

答え ▶ P.101

月　　日

時間　　分　　秒

いなくなった生き物探し

● 上と下の絵を見比べると、後 の状態では３つの生き物がいなくなりました。
元 の絵でその生き物に〇をつけましょう。

元 の状態

いなくなった生き物 **3つ**

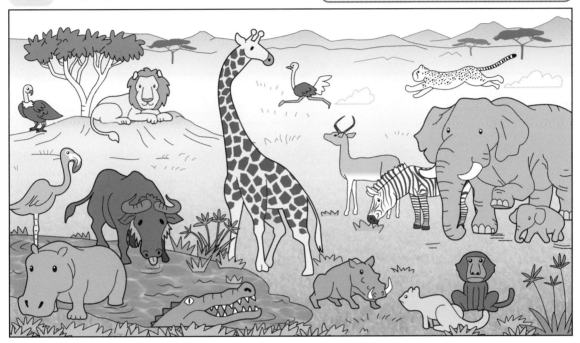

後 の状態

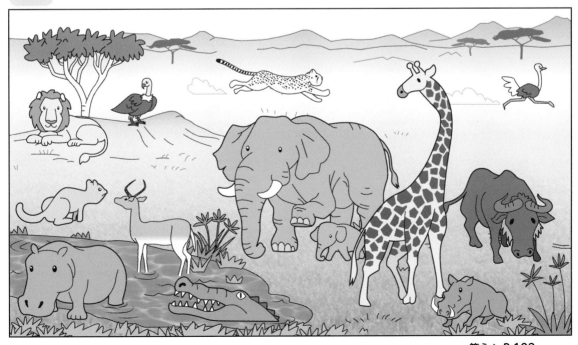

25 熟語間違い探し

時間 　分　　秒 正答数 ／2

● 漢字が違う熟語が１つだけまざっています。それを探して〇で囲みましょう。

①

独自	独自	独自	独自	独自	独自
独自	独自	独自	独自	独自	独自
独自	独自	独自	独自	独自	独自
独自	独自	独自	独自	独自	独自
独自	独自	独自	独自	独自	独自
独自	独自	独自	独自	独白	独自

②

諸君	諸君	諸君	諸君	諸君	諸君
諸君	諸君	諸君	諸君	諸君	諸君
諸君	緒君	諸君	諸君	諸君	諸君
諸君	諸君	諸君	諸君	諸君	諸君
諸君	諸君	諸君	諸君	諸君	諸君
諸君	諸君	諸君	諸君	諸君	諸君

答え ▶ P.102

時間　分　秒　正答数　／1

26 仲間はずれ探し

● 下の絵の中に、1つだけ違うものがあります。それを探して〇で囲みましょう。

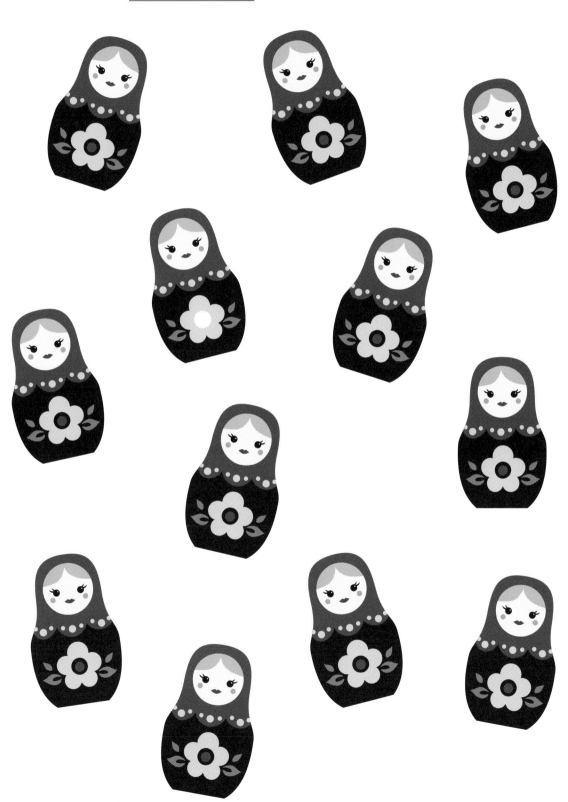

答え ▶ P.102

月　　日

地図間違い探し

● 下の地図には６か所、上と異なる部分があります。それを探して○で囲みましょう。

正

間違い　**6か所**

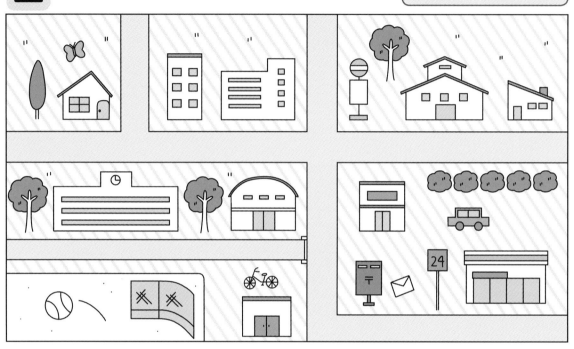

誤

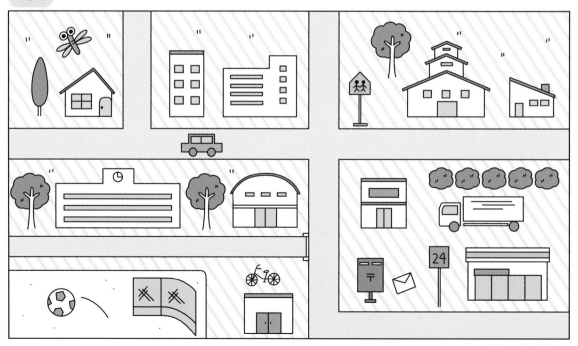

答え ▶ P.102

28 文字絵間違い探し

● 「金魚」がテーマの文字絵です。この中に、周囲と違う字がまざっています。それを探して〇で囲みましょう。

間違い　**6か所**

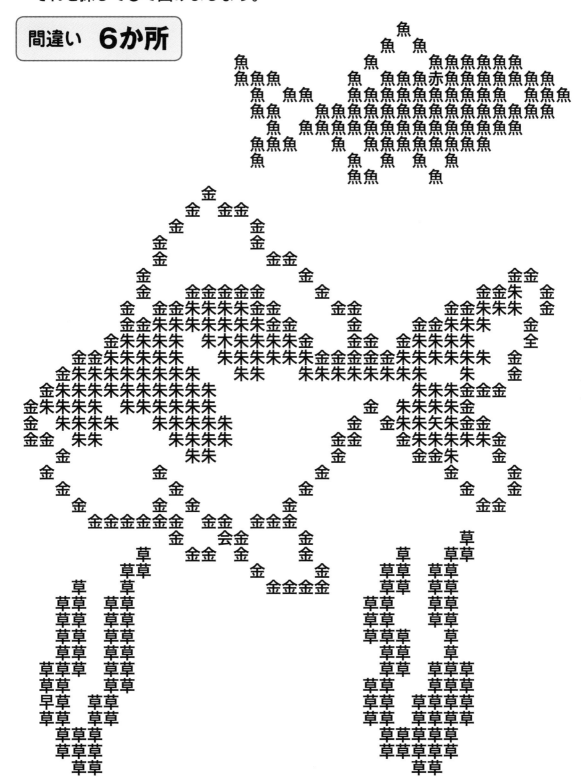

答え ▶ P.103

29 漢字間違い探し

●違う漢字が１つだけまざっています。それを探して〇で囲みましょう。

①

項 項 項 項 項 項 項 項
項 項 項 項 項 項 項 項
項 項 項 項 項 項 項 項
項 項 項 項 項 項 項 項
項 項 頃 項 項 項 項 項
項 項 項 項 項 項 項 項

②

輸 輸 輸 輸 輸 輸 輸 輸
輸 輸 輸 輸 輸 輸 輸 輸
輸 輸 輸 輪 輸 輸 輸 輸
輸 輸 輸 輸 輸 輸 輸 輸
輸 輸 輸 輸 輸 輸 輸 輸
輸 輸 輸 輸 輸 輸 輸 輸

30 慣用句間違い探し

●間違っている字を1つ探し、正しい字をリストから選んで書きましょう。

① 意表を付く

誤 〔　　　〕 ➡ 正 〔　　　〕

② 機上の空論

誤 〔　　　〕 ➡ 正 〔　　　〕

③ 輪を賭ける

誤 〔　　　〕 ➡ 正 〔　　　〕

④ 棟を張る

誤 〔　　　〕 ➡ 正 〔　　　〕

⑤ 顔から日が出る

誤 〔　　　〕 ➡ 正 〔　　　〕

⑥ 息が永い

誤 〔　　　〕 ➡ 正 〔　　　〕

⑦ 号を煮やす

誤 〔　　　〕 ➡ 正 〔　　　〕

⑧ 鶴の人声

誤 〔　　　〕 ➡ 正 〔　　　〕

⑨ 味を閉める

誤 〔　　　〕 ➡ 正 〔　　　〕

⑩ 泊が付く

誤 〔　　　〕 ➡ 正 〔　　　〕

リスト　火　業　一　占　突
　　　　長　箔　掛　胸　机

答え ▶ P.103

違うトランプ

● 違うトランプを１つ探して〇で囲みましょう。

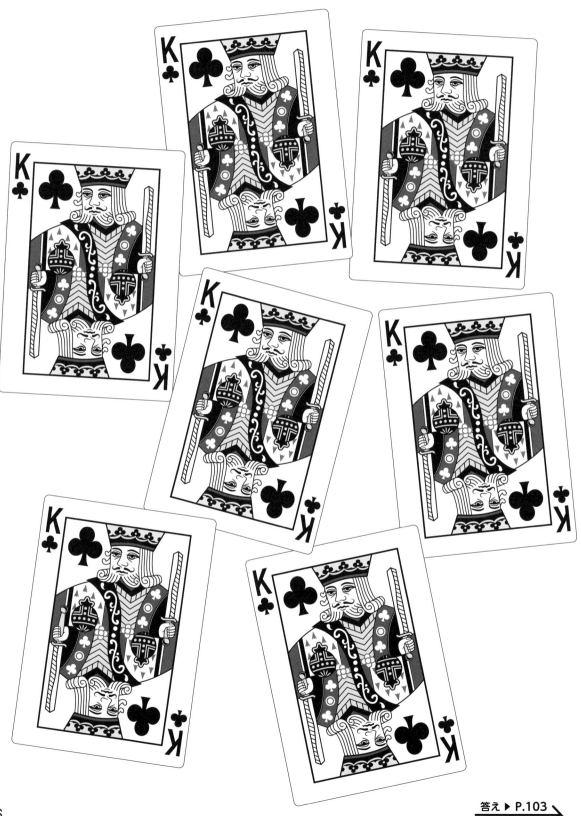

答え ▶ P.103

32 数字絵間違い探し

●「傘と長靴」がテーマの数字絵です。下の 誤 には上と違う数字が７か所あります。探して〇で囲みましょう。

正

間違い　7か所

```
                    6 1
                    1 1
                1 1 1 1 1 1 1
            1 1     7 7     3 3 1 1
          1         7 7 7       3 3 1 1
        1           7 7 7 7       3 3 3 1
      1             7 7 7 7 7       3 3 3 1
    1               7 7 7 7 7 7       3 3 3 3 1
  1               7 7 7 4 7 7     2 3 3 3 3 1
1                 7 7 7 7 7 7 7       3 3 3 3 3 1
1             7 7 7 7 7 7 7             3 3 3 3 3 1
0 1 1 1 1 1 1 1 7 7 7 7 7           1 1 1 1       0
    0             1 1 1 1 1 1 1 1 1 1       0       8 8 8 2 2 2 2 2
        0               5 5       0               8 8 8 2 2 2 2 2
                        3 5                       8         2         2
                        5 5                       8         2         2
          0 0     0 0                         8 8     2 2         2 2
          0 0     0 0                       8         2             2 2
          0 0 0 0 0                       8         2             2 2
            0 0 0                       8 8 8 2 2 2 2 2 2 2 2 2
```

誤

```
                    6 1
                    1 1
                1 1 4 1 1 1 1
            1 1     7 7     3 3 1 1
          1         7 7 7       3 3 1 1
        1           7 7 7 7       3 3 3 1
      1             7 7 7 7 7       3 3 3 1
    1               7 7 7 7 7 7       3 3 3 3 1
  1               7 7 7 4 7 7     2 3 8 3 3 1
1                 7 5 7 7 7 7       3 3 3 3 3 1
1             7 7 7 7 7 7 7             3 3 3 3 3 1
9 1 1 1 1 1 1 1 7 7 7 7 7           1 1 1 1       0
    0             1 1 1 1 1 1 1 1 1 1       0       8 8 8 2 2 2 2 2
        0               5 5       6               8 8 8 2 2 2 3 2
                        3 5                       8         2         2
                        5 5                       8         2         2
          0 0     0 0                         8 8     2 2         2 2
          0 0     0 0                       8         2             2 2
          2 0 0 0 0                       8         2             2 2
            0 0 0                       8 8 8 2 2 2 2 2 2 2 2 2
```

答え▶ P.103

37

時間 ／分 ／秒
正答数 ／3

いなくなった生き物探し

● 上と下の絵を見比べると、後 の状態では３つの生き物がいなくなりました。
元 の絵でその生き物に○をつけましょう。

元 の状態

いなくなった生き物 **3つ**

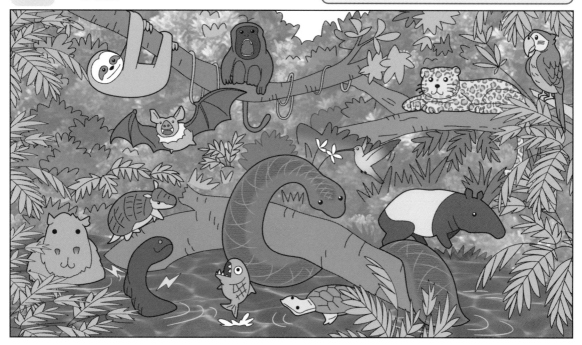

後 の状態

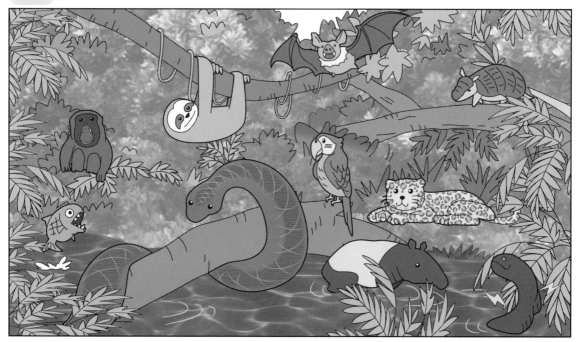

答え ▶ P.104

34 四字熟語間違い探し

●間違っている字を1つ探し、正しい字をリストから選んで書きましょう。

① いっせきにちょう
一席二鳥

誤 〔　　　〕 ➡ 正 〔　　　〕

② きしかいせい
起死開生

誤 〔　　　〕 ➡ 正 〔　　　〕

③ こぐんふんとう
小軍奮闘

誤 〔　　　〕 ➡ 正 〔　　　〕

④ じゆうほんぽう
自由奔法

誤 〔　　　〕 ➡ 正 〔　　　〕

⑤ たりきほんがん
多力本願

誤 〔　　　〕 ➡ 正 〔　　　〕

⑥ いくどうおん
異句同音

誤 〔　　　〕 ➡ 正 〔　　　〕

⑦ じじつむこん
事実無混

誤 〔　　　〕 ➡ 正 〔　　　〕

⑧ げいいんばしょく
芸飲馬食

誤 〔　　　〕 ➡ 正 〔　　　〕

⑨ おめいへんじょう
汚迷返上

誤 〔　　　〕 ➡ 正 〔　　　〕

⑩ ゆだんたいてき
油段大敵

誤 〔　　　〕 ➡ 正 〔　　　〕

リスト

名	鯨	根	断	回
孤	口	他	石	放

答え ▶ P.104

39

35 イラスト間違い探し

● 下の絵には6か所、上と異なる部分があります。それを探して○で囲みましょう。

間違い
6か所

正

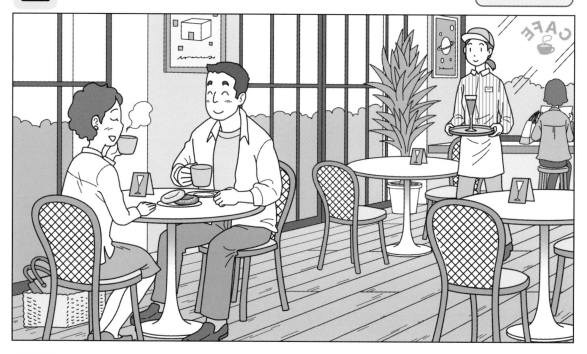

誤

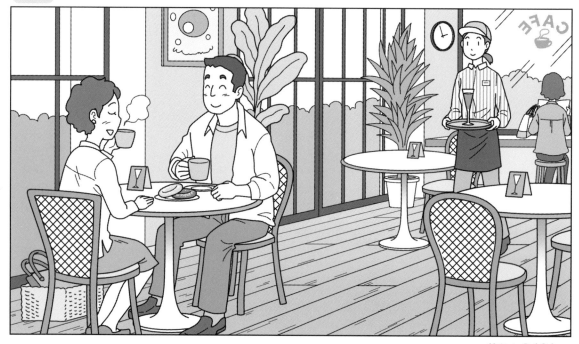

答え ▶ P.104

36 文字絵間違い探し

●「りす」がテーマの文字絵です。この中に、周囲と違う字がまざっています。
それを探して〇で囲みましょう。

間違い　**6か所**

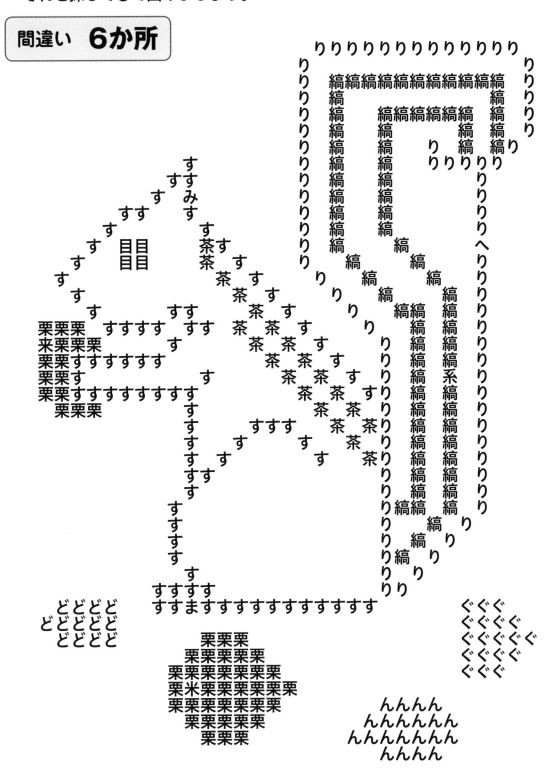

答え ▶ P.105

41

時間　　分　　秒

37 違うピース探し

● 絵がバラバラのピースになりました。違うピース１つを記号で答えましょう。

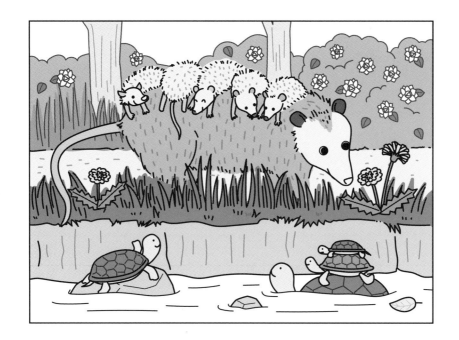

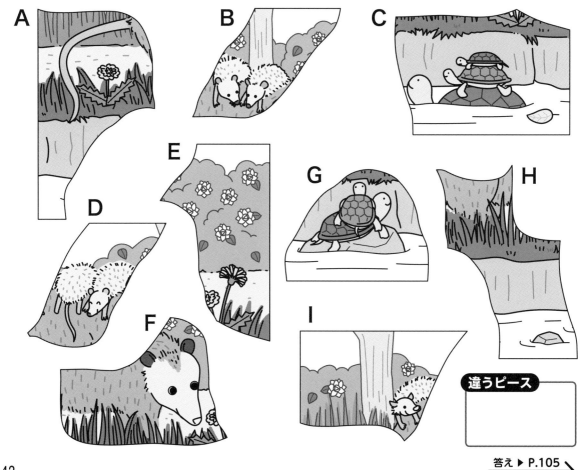

違うピース

答え ▶ P.105

違う花札

●違う花札を１つ探して〇で囲みましょう。

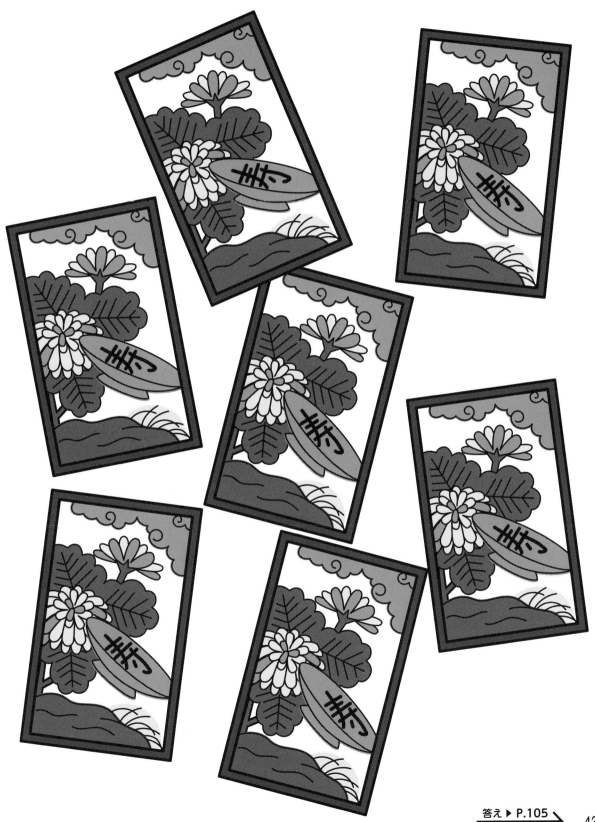

39 慣用句間違い探し

●間違っている字を1つ探し、正しい字をリストから選んで書きましょう。

① 風の頼り

誤 [　] ➡ 正 [　]

② 勉が立つ

誤 [　] ➡ 正 [　]

③ 拍紙に戻す

誤 [　] ➡ 正 [　]

④ 若下の至り

誤 [　] ➡ 正 [　]

⑤ 跡の祭り

誤 [　] ➡ 正 [　]

⑥ 高鼻車に出る

誤 [　] ➡ 正 [　]

⑦ 身を虚にする

誤 [　] ➡ 正 [　]

⑧ 府に落ちない

誤 [　] ➡ 正 [　]

⑨ 肝に明ずる

誤 [　] ➡ 正 [　]

⑩ 殿家の宝刀

誤 [　] ➡ 正 [　]

リスト

| 後 | 粉 | 飛 | 伝 | 弁 |
| 銘 | 便 | 気 | 腑 | 白 |

答え ▶ P.105

40 数字絵間違い探し

●「ジュースとケーキ」がテーマの数字絵です。下の 誤 には上と違う数字が7か所あります。探して〇で囲みましょう。

正

間違い 7か所

```
7777                                    0 0
   7                             1 1 0   8 0
   7                         1     0   8   0
   7                       1       0     8 0
   7                     1         0   8   0
5 5 5 5 5 5 5 5        1           0 8 8   0 1
5   7       5        1             0 0 0 0     1
5   7       5      1                         1
5   7       5    1 1 1 1 1 1 1 1 1 1 1 1 1 1 1 1 1 1
5   7       5    1 1 1 1 1 1 1 1 1 1 1 1 1 1 1 1 1
  5   7     5    1                           1
  5 3 7 3 0 3 5  1                           1
  5 3 7 3 3 3 5  2 2 2 2 2 2 2 2 2 2 2 2 2 2 2 2 2 2
  5 0 7 0 3 3 5  1   0 0     0 0     0 0     0 0 0   1
  5 3 7 3 3 3 5  2 2 2 2 2 2 2 2 2 2 2 2 2 2 2 2 2 2
  5 3 7 3 0 3 5  1                           1
  5 3 3 3 3 5    1 1 1 1 1 1 1 1 1 1 1 1 1 1 1 1 1
  5 5 5 5 5 5    1 1 1 1 1 1 1 1 1 1 1 1 1 1 1 1 1
```

誤

```
7777                                    0 0
   7                             1 1 0   8 0
   1                         1     0   9   0
   7                       1       0     8 0
   7                     1         0   8   0
5 5 5 5 5 5 5 5        1           0 8 8   0 1
5   7       5        1             0 0 0 0     1
5   7       5      1                         1
5   7       5    1 1 1 1 1 1 1 1 1 1 1 1 1 1 1 1 1 1
5   7       5    1 1 1 1 1 1 1 1 1 1 1 1 1 1 1 6 1 1 1
  5   7     5    1                           1
  3 3 7 3 0 3 5  1                           1
  5 3 7 3 3 3 5  2 2 2 2 2 2 2 2 2 2 2 2 2 2 2 2 2 2
  5 0 7 0 3 3 5  1   0 0     0 0     8 0     0 0 0   1
  5 3 7 0 3 3 5  2 2 2 2 2 2 2 2 2 2 2 2 2 2 2 2 2 2
  5 3 7 3 0 3 5  1                           1
  5 3 3 3 3 5    2 1 1 1 1 1 1 1 1 1 1 1 1 1 1 1 1
  5 5 5 5 5 5    1 1 1 1 1 1 1 1 1 1 1 1 1 1 1 1 1
```

答え ▶ P.106

45

41 仲間はずれ探し

● 下の絵の中に、1つだけ違うものがあります。それを探して〇で囲みましょう。

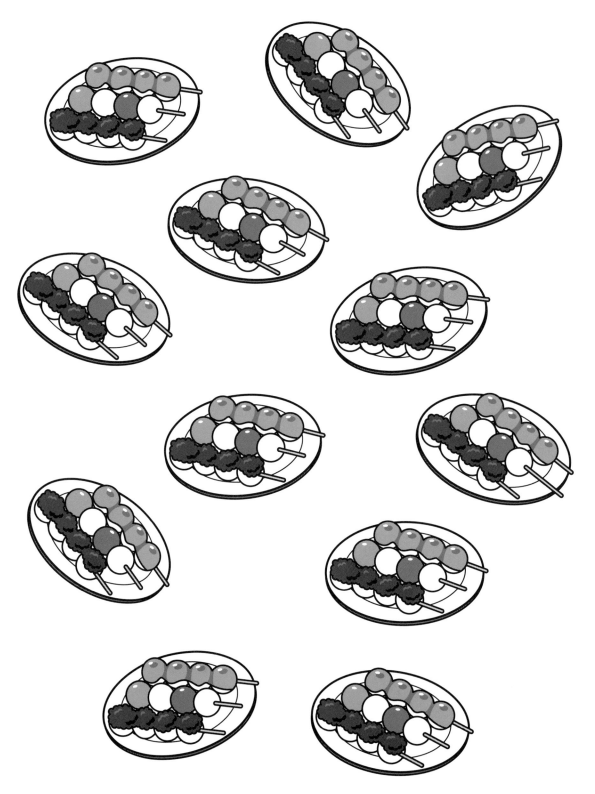

46

答え ▶ P.106

42 熟語間違い探し

● 漢字が違う熟語が１つだけまざっています。それを探して〇で囲みましょう。

①

比較	比較	比較	比較	比較	比較
比較	比較	比較	比較	比較	比較
比較	北較	比較	比較	比較	比較
比較	比較	比較	比較	比較	比較
比較	比較	比較	比較	比較	比較
比較	比較	比較	比較	比較	比較

②

分析	分析	分析	分析	分析	分折
分析	分析	分析	分析	分析	分析
分析	分析	分析	分析	分析	分析
分析	分析	分析	分析	分析	分析
分析	分析	分析	分析	分析	分析
分析	分析	分析	分析	分析	分析

答え ▶ P.106

地図間違い探し

● 下の地図には8か所、上と異なる部分があります。それを探して〇で囲みましょう。

正

間違い　**8か所**

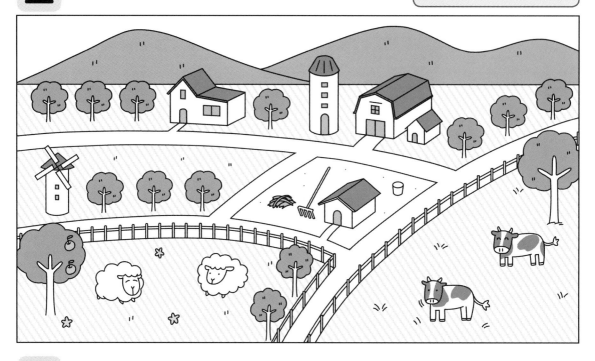

誤

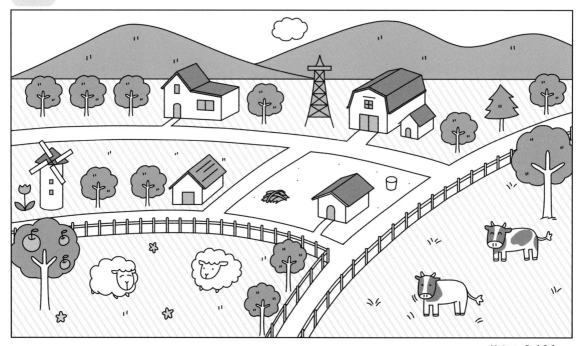

答え ▶ P.106

44 四字熟語間違い探し

●間違っている字を1つ探し、正しい字をリストから選んで書きましょう。

① 異国状緒
<small>い こく じょう ちょ</small>

誤〔　　　〕➡ 正〔　　　〕

② 温子知新
<small>おん こ ち しん</small>

誤〔　　　〕➡ 正〔　　　〕

③ 危機一発
<small>き き いっ ぱつ</small>

誤〔　　　〕➡ 正〔　　　〕

④ 七点八起
<small>しち てん はっ き</small>

誤〔　　　〕➡ 正〔　　　〕

⑤ 意味深丁
<small>い み しん ちょう</small>

誤〔　　　〕➡ 正〔　　　〕

⑥ 破岩一笑
<small>は がん いっ しょう</small>

誤〔　　　〕➡ 正〔　　　〕

⑦ 千在一遇
<small>せん ざい いち ぐう</small>

誤〔　　　〕➡ 正〔　　　〕

⑧ 場套手段
<small>じょう とう しゅ だん</small>

誤〔　　　〕➡ 正〔　　　〕

⑨ 公平無視
<small>こう へい む し</small>

誤〔　　　〕➡ 正〔　　　〕

⑩ 古近東西
<small>こ こん とう ざい</small>

誤〔　　　〕➡ 正〔　　　〕

リスト

情	私	載	常	転
今	顔	髪	故	長

答え ▶ P.107

45 文字絵間違い探し

●「パフェ」がテーマの文字絵です。この中に、周囲と違う字がまざっています。
それを探して○で囲みましょう。

間違い　**7か所**

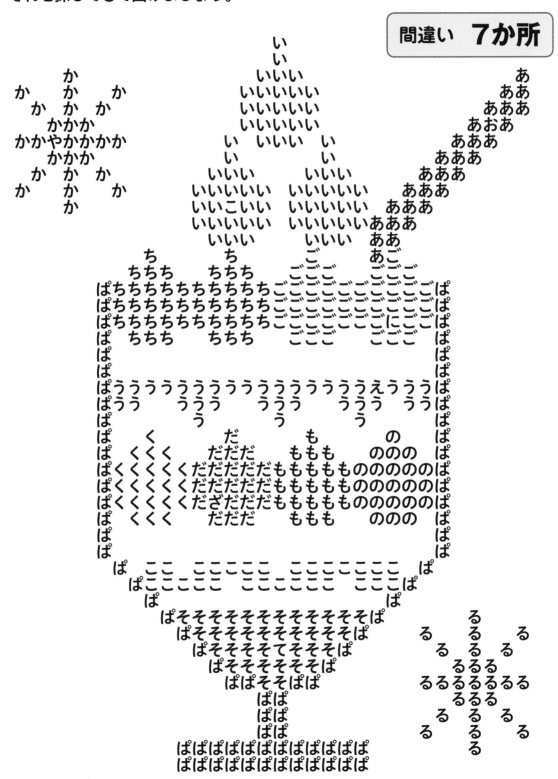

答え▶ P.107

イラスト間違い探し

● 下の絵には5か所、上と異なる部分があります。それを探して〇で囲みましょう。

間違い
5か所

正

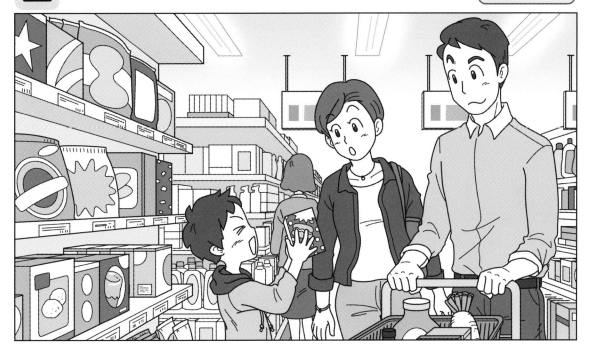

誤

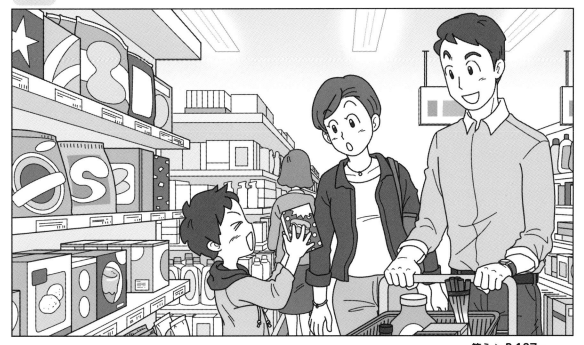

時間　分　秒　正答数 /20

47 慣用句間違い探し

●間違っている字を1つ探し、正しい字をリストから選んで書きましょう。

① 腕を降るう

誤〔　　　〕➡正〔　　　〕

② 肩の煮が下りる

誤〔　　　〕➡正〔　　　〕

③ 十子に余る

誤〔　　　〕➡正〔　　　〕

④ 危ない箸を渡る

誤〔　　　〕➡正〔　　　〕

⑤ 薄評を踏む

誤〔　　　〕➡正〔　　　〕

⑥ 兎方に暮れる

誤〔　　　〕➡正〔　　　〕

⑦ 露頭に迷う

誤〔　　　〕➡正〔　　　〕

⑧ 天具になる

誤〔　　　〕➡正〔　　　〕

⑨ 市か八か

誤〔　　　〕➡正〔　　　〕

⑩ 方が突く

誤〔　　　〕➡正〔　　　〕

リスト　一　橋　指　路　振　付　氷　荷　狗　途

答え ▶ P.107

48 トランプ間違い探し

●下のトランプには、上と異なる6か所の間違いがあります。探して○で囲みましょう。

正

間違い　6か所

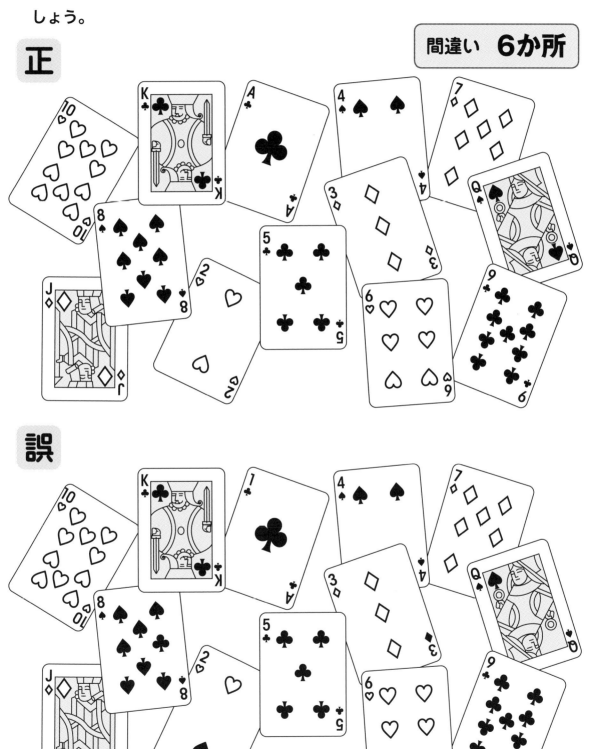

時間　　分　　秒

49 数字絵間違い探し

●「クローバー」がテーマの数字絵です。下の 誤 には上と違う数字が７か所あります。探して〇で囲みましょう。

正

間違い　**7か所**

```
              7 7 7 7
              7         7
              7         7
              7         7
          7 7 7 8     8 7 7 7
        7           8 8           7
        7             8           7
        7           8 8           7       6 6 6 6
        7         7     8         7     6   3 3   6
        7 7 7 7           7 7 7 7       6   3 3   6
    0 0 0         7         7           6   3 3   6
    0     0       7         7         6 6 6 6 3 3 6 6 6 6
    0     0       7 7 7 7             6       3 3 3 3       6
  0 0 0 9 0 0           2 2       6       3   3 3   3         6
0     0 0 0     0       2 2       6 3 3       6 6       3 3 3 6
0   0     0     0       2 2       6           6 4   6         6
0 0     0 9 0     0 0   2 2       6 6 6       4       6 6 6
  0 0   9     0 0       2                         4
      9                 2 2                         4
        9                                             4 4
```

誤

```
              7 7 7 7
              7         7
              7         7
              7         7
          7 7 7 8     8 7 7 7
        7           8 8           7
        7             7           7
        7           8 8           7       6 6 6 6
        7         7     8         7     6   3 3   6
        7 7 7 7           7 7 7 7       6   3 3   6
    0 0 0         7         7           6   3 3   6
    0     0       7         7         6 6 6 6 3 5 6 6 6 6
    0     0       7 7 7 7             6       3 3 3 3       6
  0 0 0 9 0 0           2 2       6       3   3 3   3         8
0     0 9 0     0       2 2       6 3 3       6 6       3 3 3 6
0   0     0     0       3 2       6           6 1   6         6
0 0     0 9 0     0 0   2 2       6 6 6       4       6 6 6
  5 0   9     0 0       2                         4
      9                 2 2                         4
        9                                             4 4
```

答え ▶ P.108

時間　　分　　秒

正答数 ／3

50 いなくなった生き物探し

●上と下の絵を見比べると、後の状態では３つの生き物がいなくなりました。
元の絵でその生き物に〇をつけましょう。

元 の状態

いなくなった生き物 3つ

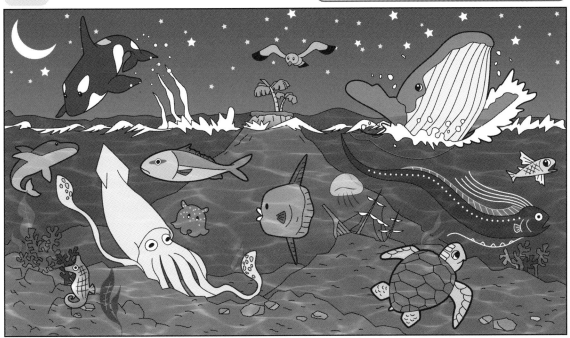

後 の状態

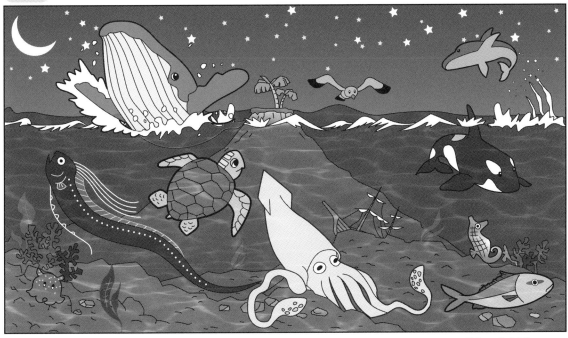

答え ▶ P.108

51 漢字間違い探し

●違う漢字が１つだけまざっています。それを探して〇で囲みましょう。

①

午 午 午 午 午 午 午
午 午 午 午 午 午 午
午 午 午 午 午 午 午
午 午 午 午 午 午 午
午 午 午 午 午 午 午

②

巻 巻 巻 巻 巻 巻 巻
巻 巻 巻 巻 巻 券 巻
巻 巻 巻 巻 巻 巻 巻
巻 巻 巻 巻 巻 巻 巻
巻 巻 巻 巻 巻 巻 巻

52 違うトランプ

● 違うトランプを1つ探して○で囲みましょう。

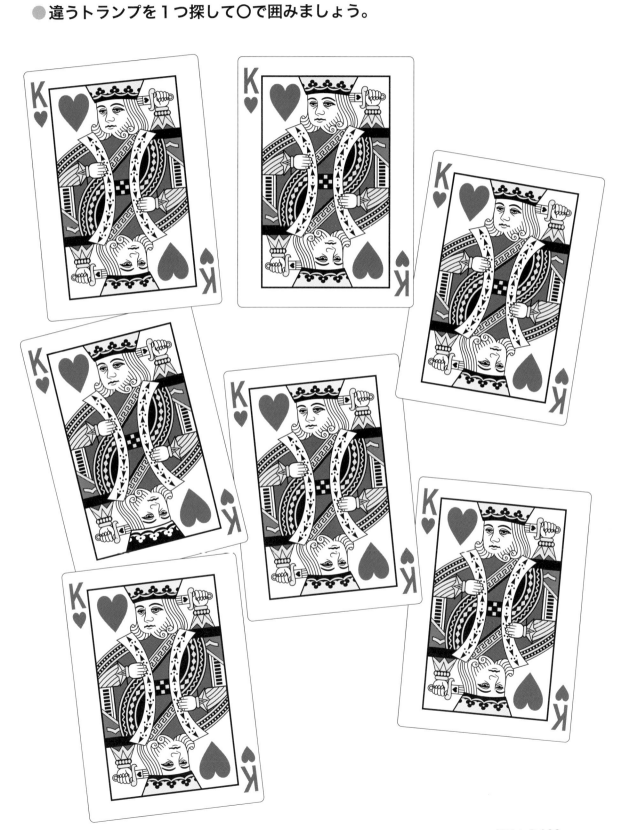

時間　　分　　秒

正答数 ／1

53 仲間はずれ探し

● 下の絵の中に、1つだけ違うものがあります。それを探して○で囲みましょう。

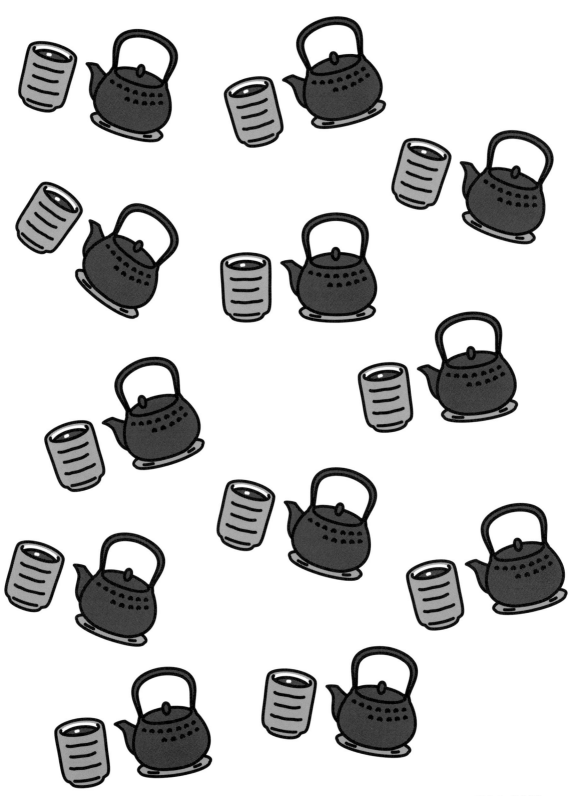

答え ▶ P.109

時間 〔　分　：　秒〕

正答数 〔　／20〕

54 四字熟語間違い探し

●間違っている字を1つ探し、正しい字をリストから選んで書きましょう。

① こうめいせいだい
公明盛大

誤〔　　　〕➡ 正〔　　　〕

② かいこういちばん
開高一番

誤〔　　　〕➡ 正〔　　　〕

③ しりめつれつ
四離滅裂

誤〔　　　〕➡ 正〔　　　〕

④ いちいせんしん
一井専心

誤〔　　　〕➡ 正〔　　　〕

⑤ いんがおうほう
因果応法

誤〔　　　〕➡ 正〔　　　〕

⑥ ほうふくぜっとう
抱腹絶頭

誤〔　　　〕➡ 正〔　　　〕

⑦ かんぜんちょうあく
勧善超悪

誤〔　　　〕➡ 正〔　　　〕

⑧ こしたんたん
子視眈眈

誤〔　　　〕➡ 正〔　　　〕

⑨ せいしんとういつ
精心統一

誤〔　　　〕➡ 正〔　　　〕

⑩ しつじつごうけん
質実剛剣

誤〔　　　〕➡ 正〔　　　〕

リスト

報　　正　　口　　倒　　神
支　　健　　懲　　意　　虎

答え ▶ P.109

59

55 文字絵間違い探し

●「気球」がテーマの文字絵です。この中に、周囲と違う字がまざっています。
それを探して○で囲みましょう。

間違い　7か所

```
                                      雲雲雲
                                  雲雲雲雲雲雲雲雲
                              雲雲雲雲雲雲雲雲雲雲雨雲
                              雲雲雲雲雲雲雲雲雲雲雲雲雲
          球球球球球球球球        雲雲雲雲雲雲雲雲雲雲雲雲
        球球　球球球　　球球        雲雲雲雲雲雲雲雲雲
      球　　球　　球　　球            雲雲雲雲雲雲雲雲
      球　　球　　球　　球              雲雲雲雲雲雲雲
    球　　球　　　球　　球                雲雲
    球　球　　　　　球　　球
  球　球　　　　　　球　　球
  球　球　　　　　　球　　球
  球　球　　　　　　球　　球
  球　球　　　　　　球　　球        球球球球球
  球　　球　　　　　球　　球      球球　球　　球球球
  球　球　　　　　　球　　球      球　　球　　　球　　球
    球　球　　　　　球　　球    球　　球　　　　球　　球
    救　球　　　　　球　　球    球　　球　求　　　球　　球
    球　球　　　　　球　　球    球　　球　球　　　球　　球
      球　球　　　　球　球        球　　球　　　球　　球
      球　球　　　球　球          球　　球　　球　球
      球球球球球球球              球球球球球
      気　気                    気　汽
      気気気                    気気気
      気気気気        雲雲雲      気気気
      気気気気      雲雲雲雲雲
      気気気気    雲宇雲雲雲雲雲
                  雲雲雲雲雲
                    雲雲
```

```
      連連                              峰峰峰
    連連連連                        峰峰峰峰峰峰            連連
  連連連連連連連                  峰峰峰峰峰峰峰峰        連連連連
  連連連連連連連連              峰峰岩峰峰峰峰峰峰連連連連連連
  連連連連連連連連連          峰峰峰峰峰峰峰峰峰峰峰連連連連連
連連連連連連連連連連連峰峰峰峰峰峰峰峰峰峰峰峰峰連連連連連
連連連入連連連連連連連峰峰峰峰峰峰峰峰峰峰峰峰峰連連連連連
連連連連連連連連連峰峰峰峰峰峰峰峰峰峰峰峰峰峰連連連連連
連連連連連連連連峰峰峰峰峰峰峰峰峰峰峰峰峰峰峰連連連連
連連連連連連連峰峰峰峰峰峰峰峰峰峰峰峰峰峰峰峰連連連
```

答え ▶ P.110

時間　　分　　秒

56 違うピース探し

● 絵がバラバラのピースになりました。違うピース１つを記号で答えましょう。

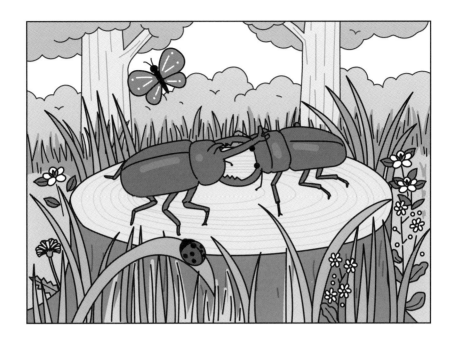

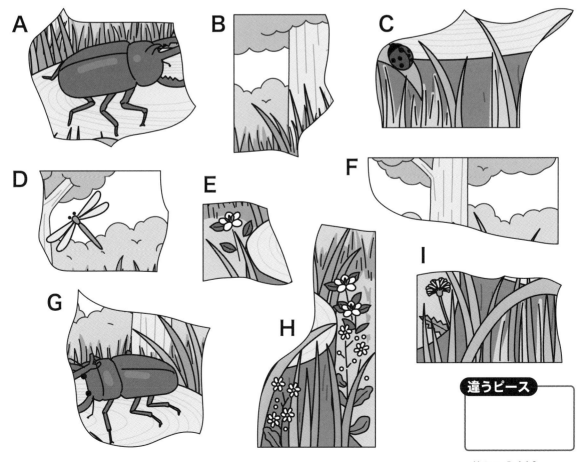

違うピース

答え ▶ P.110

57 慣用句間違い探し

 時間 分 秒

 正答数 /20

●間違っている字を1つ探し、正しい字をリストから選んで書きましょう。

① 知が騒ぐ

誤〔　　〕➡ 正〔　　〕

② 峠を子す

誤〔　　〕➡ 正〔　　〕

③ 卯の目鷹の目

誤〔　　〕➡ 正〔　　〕

④ 落印を押される

誤〔　　〕➡ 正〔　　〕

⑤ 泡を区う

誤〔　　〕➡ 正〔　　〕

⑥ 魔が刺す

誤〔　　〕➡ 正〔　　〕

⑦ 片身が狭い

誤〔　　〕➡ 正〔　　〕

⑧ 一缶の終わり

誤〔　　〕➡ 正〔　　〕

⑨ 汽が気でない

誤〔　　〕➡ 正〔　　〕

⑩ 鼻が鷹い

誤〔　　〕➡ 正〔　　〕

リスト

高	食	差	肩	気
巻	血	烙	越	鵜

答え ▶ P.110

58 イラスト間違い探し

● 下の絵には7か所、上と異なる部分があります。それを探して〇で囲みましょう。

間違い
7か所

正

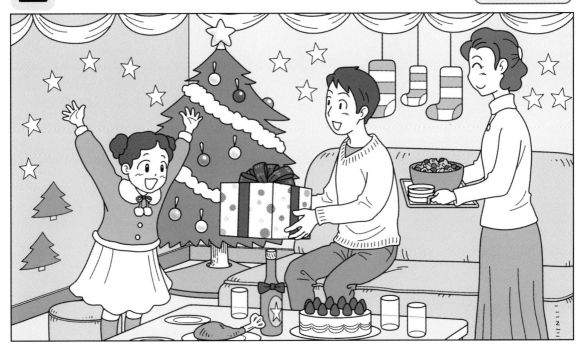

誤

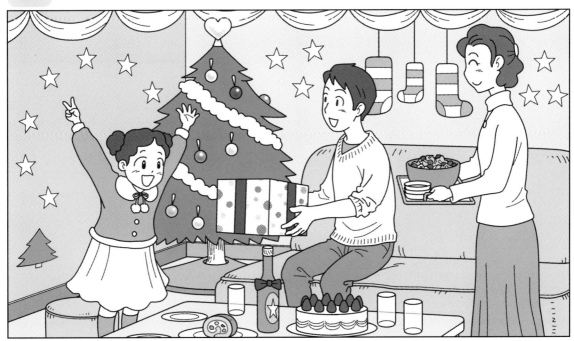

59 文字絵間違い探し

●「ワイン」がテーマの文字絵です。この中に、周囲と違う字がまざっています。
　それを探して〇で囲みましょう。

間違い　7か所

```
                                              ワワワワ
                                              ワワワワ
                                              ワワワワ
                                              ワワワワ
                                              ワワフワ
                                              ワワワワ
                                              ワワワワ
     パパ         ンン              カカ        ワワワワ
     パパ         ンンン            カカ        ワワイイ
     パパ         ンンンン          カカ カ    ワワイイ
    イイ          パパ  ンンンン     カカ       イイ
    イイ          パパパ ンンンン    カカ        イイ  イイイ
    イイ          パパパ  ンン      カカ        イイ   イイ
     イイ          パ   ンン        カ         イイ    イイ
                                              イイ     イイ
□□□□□□           ググダグググ グ             イイ      イイイイ
     □              グ         グ            イイ       イイイ
     □□            グ          グ ググ        イイ        イイイ
     □□           グ            グ  グ        ラララララララララララララララ
      □          グ             グ  グ        ラララララララララララララララ
      □□        グ               グ グ        ラララララララララララララララ
       □         □ グ                 グ      ラララララララララララララララ
ンンンンンン       □グ    ンンンンンンンン  グググ   ベベベベベベベベベベベベベベ
ンンンンンン       □グ   ンンンンンンンンン  グググ  ベベベベベベベベベベベベベベ
ンンンンンン       □グ   ンンンンンンンンン グ     ベベベベベベベベベベベベベベ
ンンンンンン       □グ   ンンンシンンンン  グ      ルルルルルルルルルルルルルル
ンンンンン        □    ンンンンンン   グ       ルルルルルルルルルルルルルル
ンンンン        □       ンンンンン   ググ       ルルルルルレルルルルルルルル
     □□       グ グ               グ グ      ルルルルルルルルルルルルルル
□□□コ□□      グ グ             ググ          イイ              イイイ
□□□□□        グググググググ             イイ                イイイ
       ゼゼゼゼ      グ グ              イイ    ンンンンンンン   イイイ
       ゼゼゼゼ       ラ              イイ   ンンンンンンンン    イイイ
       ゼゼゼゼ       ラ              イイ   ンンンンンンンン    イイイ
       ゼゼゼゼ       ラ              イイ   ンンンンンンンン    イイイ
       ゼゼゼゼ       ラ              イイ   ンンンンンンンン    イイイ
       ゼゼゼゼ       ラ              イイ   ンンンンンンンン    イイイ
       ゼゼゼゼ       ラ               イイ   ンンンンンンン     イイイ
       ゼゼゼゼ       ラ                イイイイイイイイイ
       ゼゼゼゼ       ラ                 イイイイイメイイ
       ゼビゼ        ススス
       ゼゼゼゼゼ      ススススススス
```

答え ▶ P.111

60 漢字間違い探し

● 違う漢字が1つだけまざっています。それを探して〇で囲みましょう。

①

未 未 末 末 末 未 未 末
未 未 末 末 末 末 末 未
未 末 末 未 末 未 未 未
末 未 未 未 末 末 末 末
未 末 未 末 末 末 末 未
末 未 末 末 末 末 末 未

②

栽 栽 栽 栽 栽 栽 栽 栽
栽 栽 栽 栽 栽 栽 栽 栽
栽 栽 栽 栽 栽 栽 栽 栽
栽 栽 栽 栽 栽 栽 栽 栽
栽 栽 栽 栽 栽 栽 栽 栽
栽 栽 栽 栽 栽 栽 栽 栽

地図間違い探し

● 下の地図には7か所、上と異なる部分があります。それを探して○で囲みましょう。

正

間違い　**7か所**

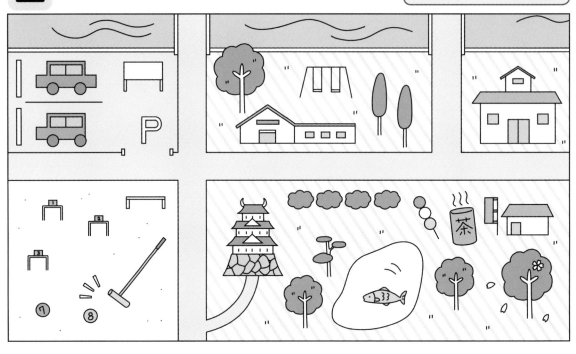

誤

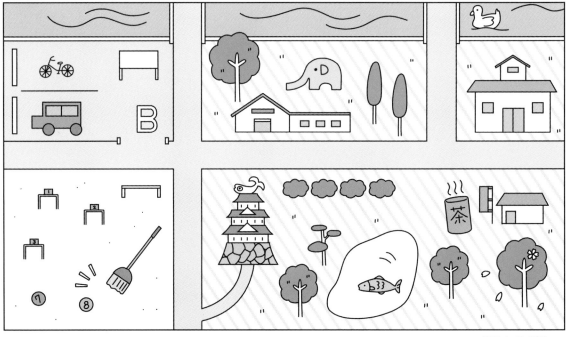

答え ▶ P.111

時間　　分　　秒

62 トランプ間違い探し

●下のトランプには、上と異なる7か所の間違いがあります。探して○で囲みましょう。

正

間違い　**7か所**

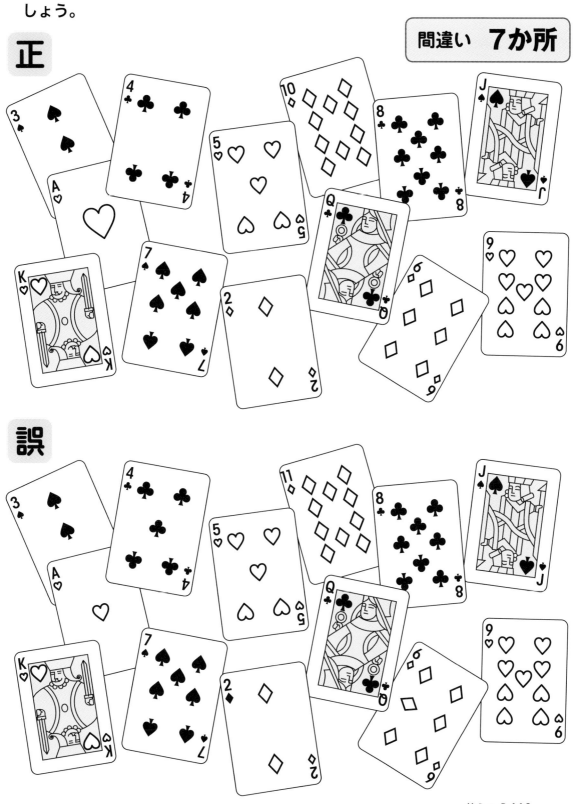

誤

答え ▶ P.112

熟語間違い探し

● 漢字が違う熟語が１つだけまざっています。それを探して○で囲みましょう。

①

頭脳	頭脳	頭脳	頭脳	頭脳	頭脳
頭脳	頭脳	頭脳	頭脳	頭脳	頭脳
頭脳	頭脳	頭脳	頭脳	頭脳	頭脳
頭脳	頭脳	頭脳	頭脳	頭脳	頭脳
頭脳	頭脳	頭悩	頭脳	頭脳	頭脳
頭脳	頭脳	頭脳	頭脳	頭脳	頭脳

②

簿記	簿記	簿記	簿記	簿記	簿記
蒲記	簿記	簿記	簿記	簿記	簿記
簿記	簿記	簿記	簿記	簿記	簿記
簿記	簿記	簿記	簿記	簿記	簿記
簿記	簿記	簿記	簿記	簿記	簿記
簿記	簿記	簿記	簿記	簿記	簿記

答え ▶ P.112

64 仲間はずれ探し

●下の絵の中に、1つだけ違うものがあります。それを探して〇で囲みましょう。

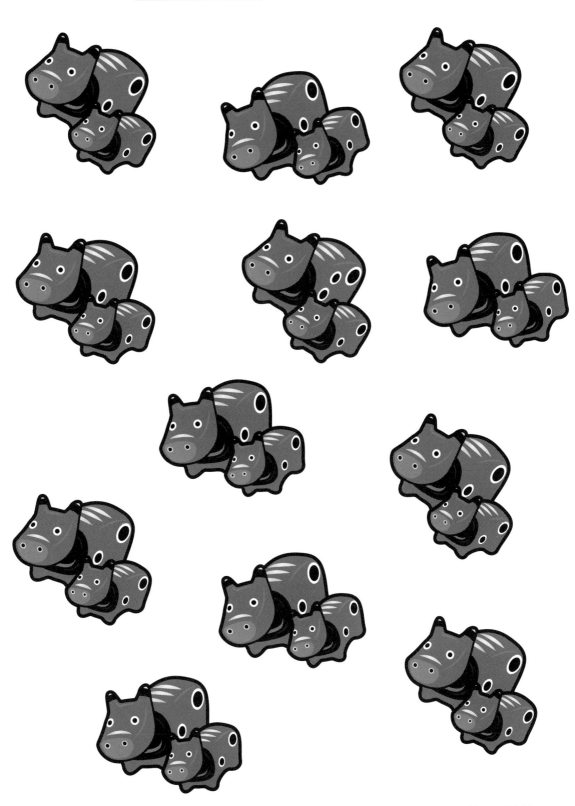

答え▶ P.112

65 四字熟語間違い探し

●間違っている字を1つ探し、正しい字をリストから選んで書きましょう。

① 花蝶風月（か ちょう ふう げつ）

誤〔　　〕➡ 正〔　　〕

② 慇懃無例（いん ぎん ぶ れい）

誤〔　　〕➡ 正〔　　〕

③ 新陳代社（しん ちん たい しゃ）

誤〔　　〕➡ 正〔　　〕

④ 軍雄割拠（ぐん ゆう かっ きょ）

誤〔　　〕➡ 正〔　　〕

⑤ 十中八区（じっ ちゅう はっ く）

誤〔　　〕➡ 正〔　　〕

⑥ 勇猛下敢（ゆう もう か かん）

誤〔　　〕➡ 正〔　　〕

⑦ 一問一当（いち もん いっ とう）

誤〔　　〕➡ 正〔　　〕

⑧ 五里夢中（ご り む ちゅう）

誤〔　　〕➡ 正〔　　〕

⑨ 頑固一鉄（がん こ いっ てつ）

誤〔　　〕➡ 正〔　　〕

⑩ 新山幽谷（しん ざん ゆう こく）

誤〔　　〕➡ 正〔　　〕

リスト　果　徹　霧　礼　深
　　　　答　謝　鳥　九　群

答え ▶ P.112

違う花札

●違う花札を１つ探して○で囲みましょう。

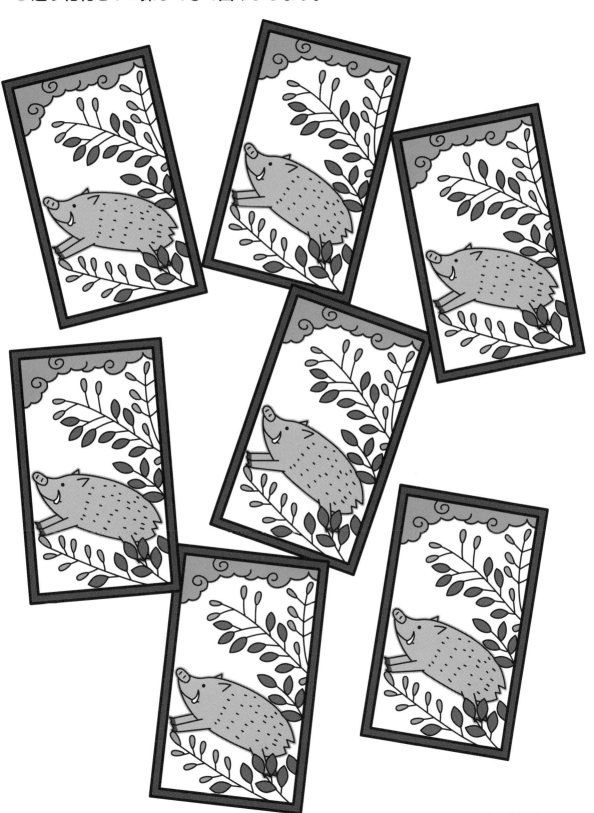

答え ▶ P.113

67 慣用句間違い探し

●間違っている字を１つ探し、正しい字をリストから選んで書きましょう。

① 郡(ぐん)を抜(ぬ)く

誤〔　　　〕➡ 正〔　　　〕

② 一国(いっこく)を争(あらそ)う

誤〔　　　〕➡ 正〔　　　〕

③ 頭(ず)に乗(の)る

誤〔　　　〕➡ 正〔　　　〕

④ 縦(たて)に取(と)る

誤〔　　　〕➡ 正〔　　　〕

⑤ 幅(はば)を聴(き)かせる

誤〔　　　〕➡ 正〔　　　〕

⑥ 屋面(や おもて)に立(た)つ

誤〔　　　〕➡ 正〔　　　〕

⑦ 異歳(い さい)を放(はな)つ

誤〔　　　〕➡ 正〔　　　〕

⑧ 不井(ふ い)を突(つ)く

誤〔　　　〕➡ 正〔　　　〕

⑨ 脂(あぶら)を売(う)る

誤〔　　　〕➡ 正〔　　　〕

⑩ 馬(うま)が会(あ)う

誤〔　　　〕➡ 正〔　　　〕

リスト　盾　油　合　刻　群
　　　　彩　意　利　図　矢

68 数字絵間違い探し

●「凧あげ」がテーマの数字絵です。下の 誤 には上と違う数字が8か所あります。
探して〇で囲みましょう。

正

間違い　**8か所**

```
                              0 0 0 0 0
                             0           0
                            0 7   6   6   7 0
                            0 7           7 0
                          1 8 0 7   2 2 2   7 0 8 1
                  1 1     8 8 0           0 8 8     1 1
                  1 1     8 8   0 0 0 0 0   8 8     1 1
                  1 1     8 8       7 7 7     8 8     1 7
                  1 1     8 8         7       8 8     1 1
  5 5 5 5 5 5 5           1 8 4 4 4 4 4 4 4 4 8 1
  5         5               2 4 4 4 4 4 4 4 4
  5 2 8 2 5                 2   8       7       8
  5 2 2 2 5         2 2 1       8       7       8
  5 2 2 2 5     2 2             9 9 9 9 9 0 9 9
  5 2 2 2 5 2 2 2 2             9 9 9 9 9 9 9 9
  5 2 2 2 5                         3           3
  5 5 5 5 5 5 5                     3         3 3
  5                           3               3
  5                       3 3         3 3
```

誤

```
                              0 0 0 0 0
                             0           0
                            0 7   6   6   7 0
                            0 7           7 0
                          1 8 0 7   2 5 2   7 0 8 1
                  1 1     8 8 0           0 8 8     1 1
                  1 1     8 8   0 0 0 0 0   8 9     1 1
                  1 1     8 8       7 7 7     8 8     1 7
                  1 1     8 8         7       8 8     1 1
  5 5 4 5 5 5 5           1 8 4 4 4 4 4 2 4 4 8 1
  5         5               4 4 4 4 4 4 4 4 4
  5 2 8 2 5                 2   8       7       8
  5 2 2 2 5         2 2 1       8       7       8
  5 2 2 2 5     2 2             9 9 9 9 9 0 9 9
  5 2 2 2 5 2 2 2 3             9 9 9 9 9 9 9 9
  5 2 2 2 5                         3           3
  5 5 5 5 5 5 5                     3         3 3
  5                             6             3
  7                       3 3         3 3
```

答え▶P.113

69 熟語間違い探し

● 漢字が違う熟語が１つだけまざっています。それを探して〇で囲みましょう。

①

冒険	冒険	冒険	冒険	冒倹	冒険
冒険	冒険	冒険	冒険	冒険	冒険
冒険	冒険	冒険	冒険	冒険	冒険
冒険	冒険	冒険	冒険	冒険	冒険
冒険	冒険	冒険	冒険	冒険	冒険
冒険	冒険	冒険	冒険	冒険	冒険

②

氷水	氷水	氷水	氷水	氷水	氷水
氷水	氷水	氷水	氷水	氷水	氷水
氷水	氷水	氷水	氷水	氷水	氷水
氷水	氷水	氷水	永水	氷水	氷水
氷水	氷水	氷水	氷水	氷水	氷水
氷水	氷水	氷水	氷水	氷水	氷水

答え ▶ P.113

70 イラスト間違い探し

●下の絵には6か所、上と異なる部分があります。それを探して〇で囲みましょう。

間違い
6か所

正

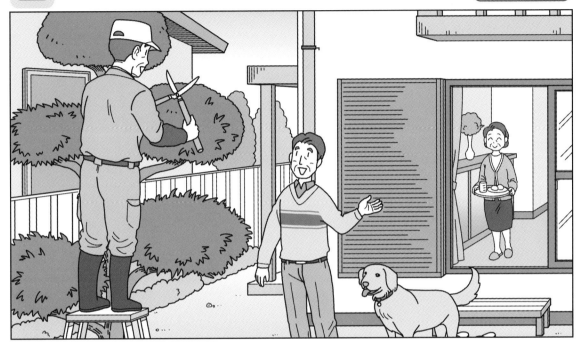

誤

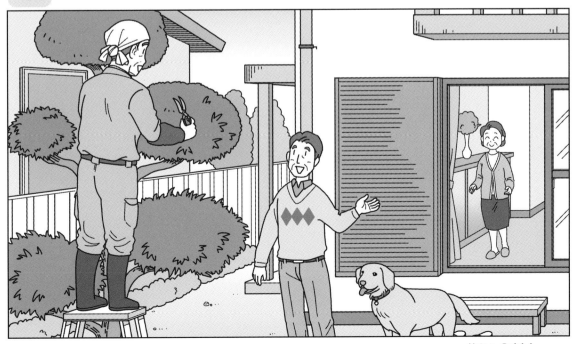

答え ▶ P.114

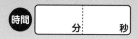
漢字間違い探し

●違う漢字が１つだけまざっています。それを探して〇で囲みましょう。

①

万 万 万 万 万 万 万
万 万 万 万 方 万 万
万 万 万 万 万 万 万
万 万 万 万 万 万 万
万 万 万 万 万 万 万

②

助 助 助 助 助 助 助
助 肋 助 助 助 助 助
助 助 助 助 助 助 助
助 助 助 助 助 助 助
助 助 助 助 助 助 助

答え ▶ P.114

72 違うトランプ

● 違うトランプを１つ探して〇で囲みましょう。

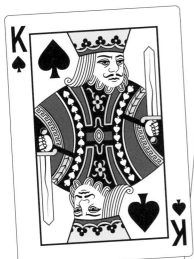
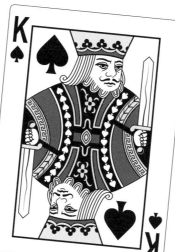
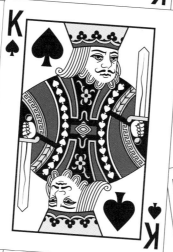
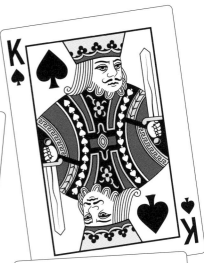
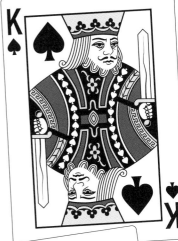
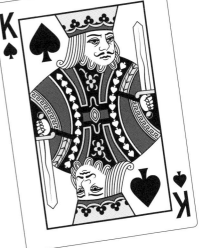

答え ▶ P.114

77

73 慣用句間違い探し

●間違っている字を1つ探し、正しい字をリストから選んで書きましょう。

① 安の定（あんじょう）
誤〔　〕➡正〔　〕

② 成り物入り（なものいり）
誤〔　〕➡正〔　〕

③ 煙に撒く（けむにまく）
誤〔　〕➡正〔　〕

④ お蜂が回る（おはちがまわる）
誤〔　〕➡正〔　〕

⑤ 一糸を報いる（いっしをむくいる）
誤〔　〕➡正〔　〕

⑥ 目が聞く（めがきく）
誤〔　〕➡正〔　〕

⑦ 爛に障る（かんにさわる）
誤〔　〕➡正〔　〕

⑧ 原が黒い（はらがくろい）
誤〔　〕➡正〔　〕

⑨ 問前払い（もんぜんばらい）
誤〔　〕➡正〔　〕

⑩ 太鼓番を捺す（たいこばんをおす）
誤〔　〕➡正〔　〕

リスト
矢　判　鳴　案　癇
巻　腹　門　利　鉢

答え ▶ P.114

74 文字絵間違い探し

月　　日　　時間　　分　秒　正答数 /7

●「プレゼント」がテーマの文字絵です。この中に、周囲と違う字がまざっています。それを探して〇で囲みましょう。

間違い　**7か所**

```
  きき                星
 きききき            星 星星
                   星昌星
              星星星星星星    瓶瓶瓶瓶  瓶瓶    瓶瓶  瓶瓶瓶瓶
               星星星        瓶 れれ瓶瓶   瓶瓶  瓶瓶れれ  瓶
                星星星       瓶 れれれ           れれれ  瓶
                 星星星      瓶 れれれ           れれれれ 瓶
                  星星       瓶れれれれ         れれれれ瓶
    きき き       星星        れれねれれ       れれれれれ
   きき き       星           れれれれれれれれれれれれれ
                           瓶瓶瓶れれれれれれれれれれれれ瓶瓶瓶
                              ぜぜぜぜぜぜぜぜ            瓶
   ら              瓶       ぜぜぜぜぜぜ   ぜぜぜぜぜぜ      瓶
  ららら            瓶       ぜぜぜぜぜ    ぜぜぜぜぜ       瓶
 ら  らら           瓶       ぜぜぜぜ  お   ぜぜぜぜ        瓶
ら らら らら   おおお     瓶    ぜぜぜ  おおお  ぜぜぜぜ       瓶
  らら  ら   おおお      瓶    ぜぜ   おおおお  ぜぜ        瓶
 ら  らら    おおおお     瓶    ぜ    おおおお           瓶
  ら  ら    おおおお瓶         おおおおお             瓶
           おぬおおお        おおおおおお            瓶
           おおおおおお       おおおおおおお           瓶
           おおおおおおおおおおおおおおおおおおお箱箱箱箱箱箱      瓦
           おおおおおおおおおおおおおおおおおおお    箱箱      瓶
           おおおおおおおおおおおおおおおおおおおおおお箱  箱    瓶
           おおおおおおおおおおおおおおおおおおおおおおお  箱    瓶
           おおおおおおおおおおおおおおおおおおおおおおお  箱    瓶
       箱        おおおお        おおお  箱    瓶
      箱          おおお        箱 おおお 箱箱   瓶
     箱            おおお      箱  おおお  箱   瓶
    箱箱箱箱箱箱箱箱箱おおお箱箱箱箱箱箱箱  箱おおお  箱  瓶
    箱              おおお        箱箱おおお   び   瓶
    箱              おおお        箱 おおお  びび  瓶
    箱箱箱箱笑箱箱箱箱おおお箱箱箱箱箱箱    おおおびびび  瓶
    箱              おおお         包包包包包包包包包包 包
    箱              おおお         包            包包
    箱              おおお        包          包  包
   びびびびびびびびびびびびびびびびび包包包包包包包包      包包
   びびびびびびびびびびびびびびびでびびびび包装       装包     包包
   びびびびびびびびびびびびびびびびびび包装装      装装  包    包包
    箱              おおお       箱包装装装装装装装  装装装包    包包
    箱              おおお       箱包装装装装装装衣  装装包    包
    箱              おおお       箱包装装      装装包   包
    箱              おおお       箱包装       装包包
    箱              おおお       箱包包包包包包包包包包
    箱箱箱箱箱箱箱箱箱おおお箱箱箱箱箱箱箱箱
```

答え ▶ P.115

いなくなった生き物探し

● 上と下の絵を見比べると、後 の状態では３つの生き物がいなくなりました。
元 の絵でその生き物に〇をつけましょう。

元 の状態

いなくなった生き物　**3つ**

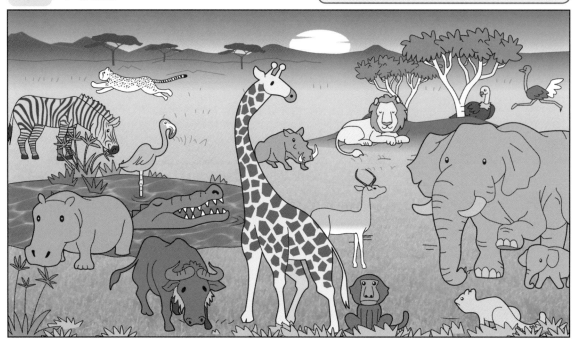

後 の状態

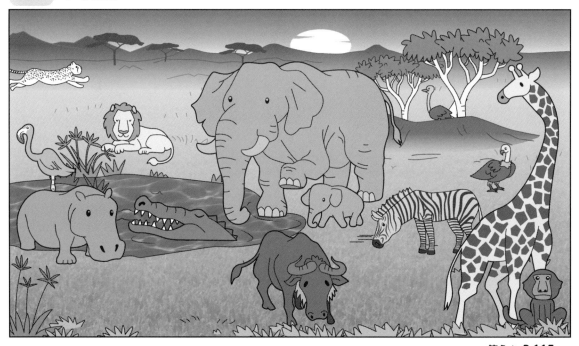

答え ▶ P.115

違うピース探し

●絵がバラバラのピースになりました。違うピース1つを記号で答えましょう。

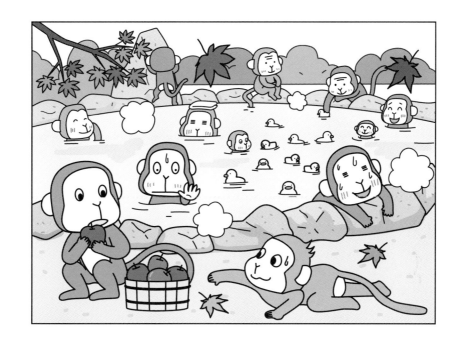

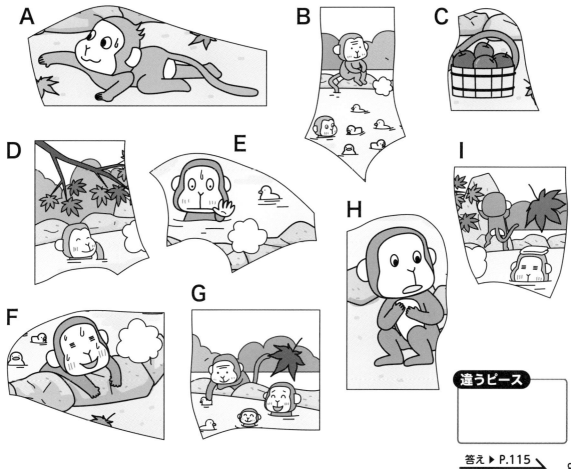

違うピース

答え ▶ P.115

77 四字熟語間違い探し

●間違っている字を1つ探し、正しい字をリストから選んで書きましょう。

① しんそうしんり
深層真理

誤 〔　　　〕 ➡ 正 〔　　　〕

② しほうはっぽう
四方発方

誤 〔　　　〕 ➡ 正 〔　　　〕

③ しんじついちろ
真実一炉

誤 〔　　　〕 ➡ 正 〔　　　〕

④ うおうさおう
右往差往

誤 〔　　　〕 ➡ 正 〔　　　〕

⑤ がでんいんすい
我田飲水

誤 〔　　　〕 ➡ 正 〔　　　〕

⑥ りゅうとうだび
竜頭駄尾

誤 〔　　　〕 ➡ 正 〔　　　〕

⑦ さいさんさいし
再山再四

誤 〔　　　〕 ➡ 正 〔　　　〕

⑧ かろとうせん
夏炉冬船

誤 〔　　　〕 ➡ 正 〔　　　〕

⑨ いっきょいちどう
一挙一同

誤 〔　　　〕 ➡ 正 〔　　　〕

⑩ けいせつのこう
蛍雪之高

誤 〔　　　〕 ➡ 正 〔　　　〕

リスト　引　動　三　扇　功
　　　　蛇　八　心　路　左

答え ▶ P.115

78 数字絵間違い探し

●「スイカ」がテーマの数字絵です。下の 誤 には上と違う数字が8か所あります。
探して○で囲みましょう。

正

間違い　**8か所**

誤

答え ▶ P.116

79 熟語間違い探し

● 漢字が違う熟語が１つだけまざっています。それを探して〇で囲みましょう。

①

旅行	旅行	旅行	旅行	旅行	旅行
旅行	旅行	旅行	旅行	旅行	旅行
旅行	族行	旅行	旅行	旅行	旅行
旅行	旅行	旅行	旅行	旅行	旅行
旅行	旅行	旅行	旅行	旅行	旅行
旅行	旅行	旅行	旅行	旅行	旅行

②

原因	原因	原因	原因	原因	原因
原因	原因	原因	原因	原因	原因
原因	原因	原因	原因	原因	原因
原因	原因	原因	原因	原因	原因
原因	原因	原因	原因	原因	原因
原因	原因	原因	原因	原因	原困

答え ▶ P.116

時間　　分　　秒

80 イラスト間違い探し

● 下の絵には7か所、上と異なる部分があります。それを探して○で囲みましょう。

間違い
7か所

正

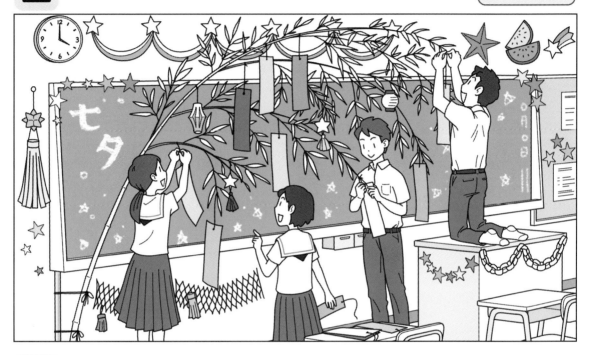

誤

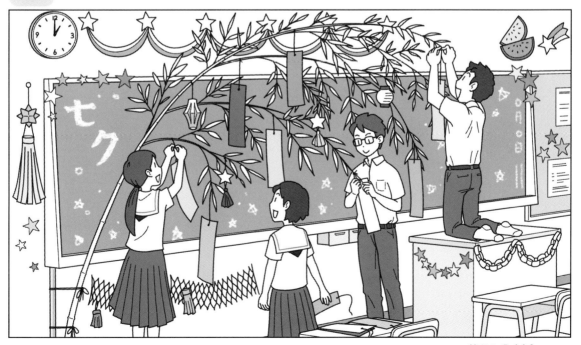

答え ▶ P.116

81 トランプ間違い探し

●下のトランプには、上と異なる7か所の間違いがあります。探して〇で囲みましょう。

間違い　7か所

正

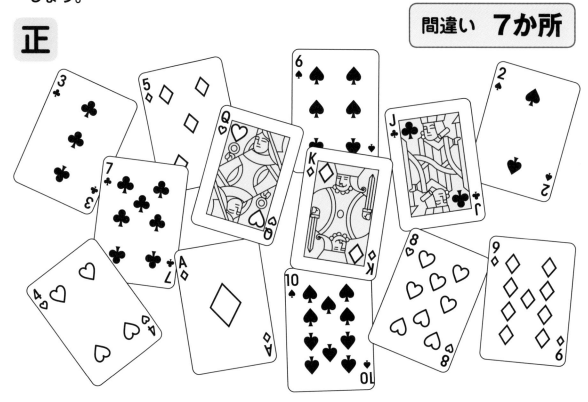

誤

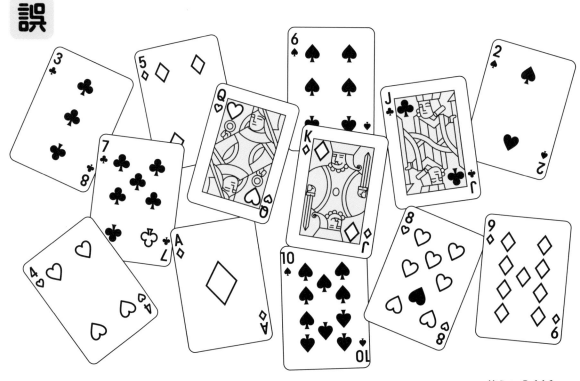

答え▶ P.116

時間　　分　　秒

正答数 / 2

82 漢字間違い探し

●違う漢字が１つだけまざっています。それを探して○で囲みましょう。

①

旬 旬 旬 旬 旬 旬 旬 旬
旬 旬 旬 旬 旬 旬 旬 旬
旬 旬 旬 旬 旬 旬 旬 旬
旬 旬 旬 旬 旬 旬 旬 旬
旬 旬 旬 旬 旬 句 旬 旬
旬 旬 旬 旬 旬 旬 旬 旬

②

感 感 感 感 感 感 感 感
感 感 感 感 感 感 感 感
感 惑 感 感 感 感 感 感
感 感 感 感 感 感 感 感
感 感 感 感 感 感 感 感
感 感 感 感 感 感 感 感

答え ▶ P.117

地図間違い探し

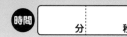

● 下の地図には8か所、上と異なる部分があります。それを探して〇で囲みましょう。

正

間違い　**8か所**

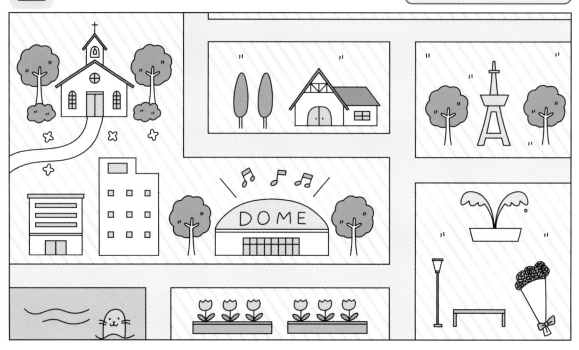

誤

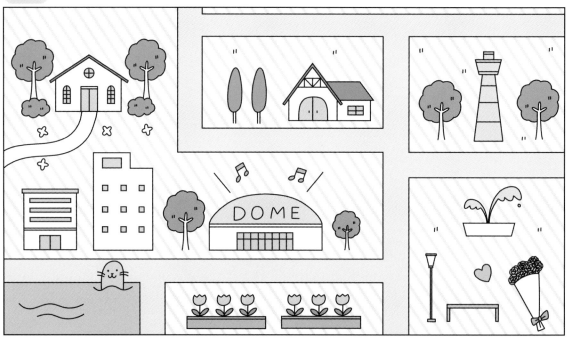

答え ▶ P.117

慣用句間違い探し

●間違っている字を１つ探し、正しい字をリストから選んで書きましょう。

① 一席を投じる

誤〔　　　〕➡ 正〔　　　〕

② 破目を外す

誤〔　　　〕➡ 正〔　　　〕

③ 季が熟す

誤〔　　　〕➡ 正〔　　　〕

④ 芽が肥える

誤〔　　　〕➡ 正〔　　　〕

⑤ 等角を現す

誤〔　　　〕➡ 正〔　　　〕

⑥ 口尾を切る

誤〔　　　〕➡ 正〔　　　〕

⑦ 荷の足を踏む

誤〔　　　〕➡ 正〔　　　〕

⑧ 炭に置けない

誤〔　　　〕➡ 正〔　　　〕

⑨ 手潮にかける

誤〔　　　〕➡ 正〔　　　〕

⑩ 音度を取る

誤〔　　　〕➡ 正〔　　　〕

リスト　頭　二　石　頭　隅
　　　　塩　羽　目　機　火

「頭」は２回使います。

答え ▶ P.117

89

文字絵間違い探し

●「かき氷」がテーマの文字絵です。この中に、周囲と違う字がまざっています。それを探して〇で囲みましょう。

間違い　**7か所**

答え ▶ P.117

● 上と下の絵を見比べると、後の状態では3つの生き物がいなくなりました。
元の絵でその生き物に〇をつけましょう。

元 の状態

いなくなった生き物　3つ

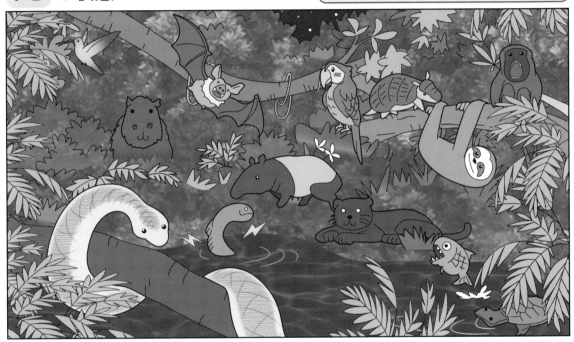

後 の状態

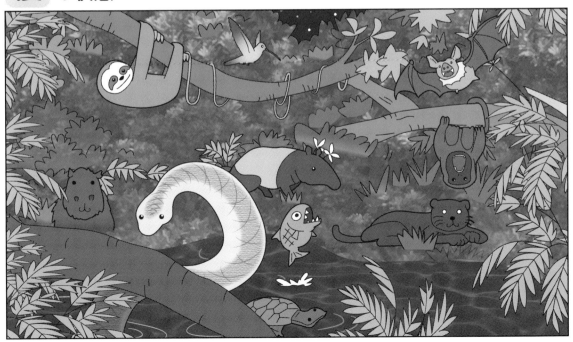

87 仲間はずれ探し

● 2種類の絵の中に、<u>1つずつ違うもの</u>があります。それらを探して○で囲みましょう。

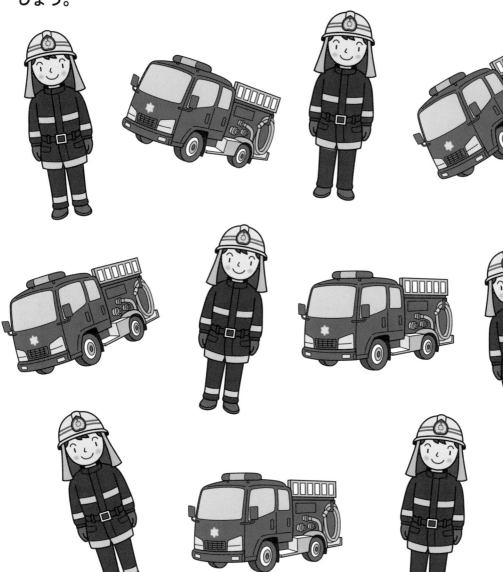

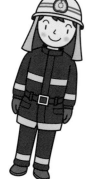
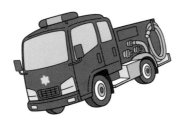
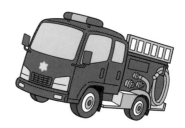

答え ▶ P.118

88 違う花札

●違う花札を1つ探して〇で囲みましょう。

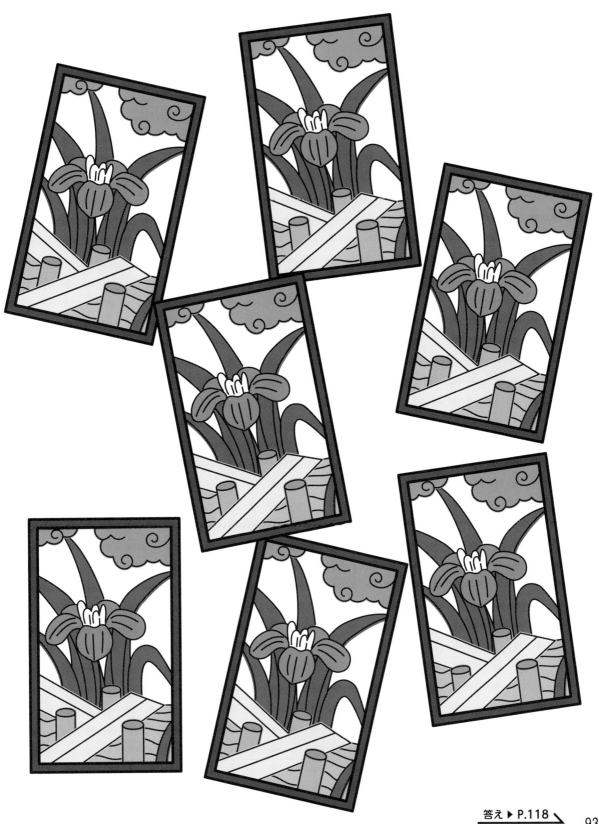

89 違うピース探し

時間　　分　　秒　　正答数　／1

●絵がバラバラのピースになりました。違うピース1つを記号で答えましょう。

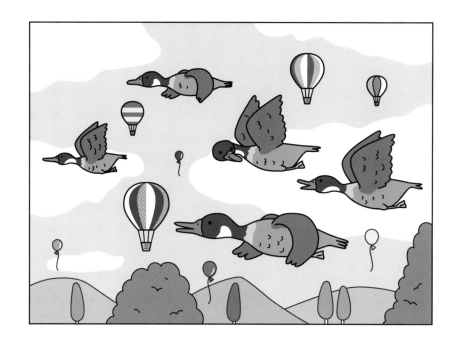

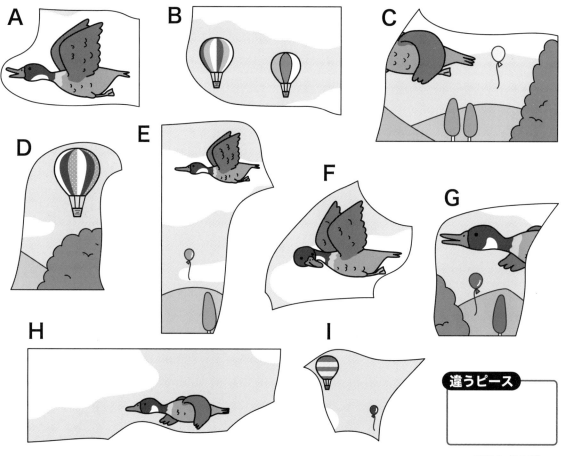

違うピース

答え ▶ P.119

90 イラスト間違い探し

● 下の絵には7か所、上と異なる部分があります。それを探して〇で囲みましょう。

間違い
7か所

正

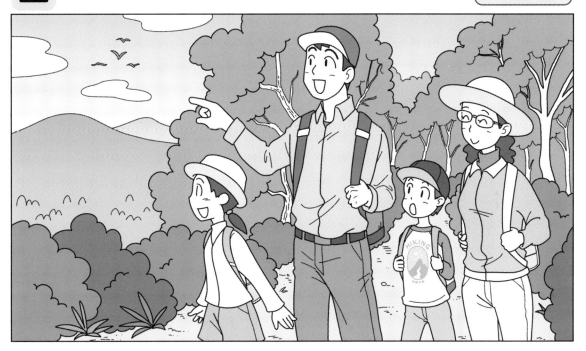

誤

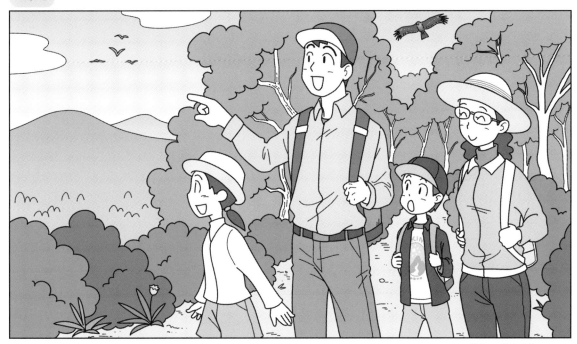

答え ▶ P.119

解 答

1

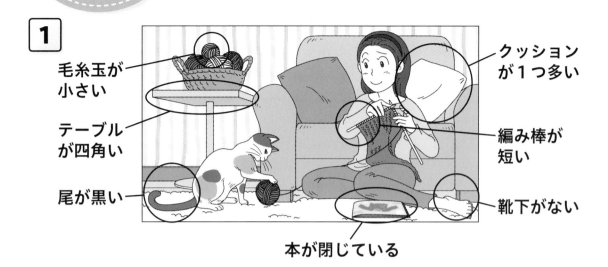

- 毛糸玉が小さい
- テーブルが四角い
- 尾が黒い
- クッションが1つ多い
- 編み棒が短い
- 靴下がない
- 本が閉じている

2

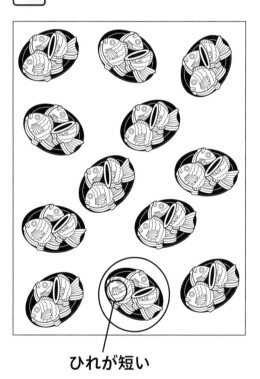

ひれが短い

3

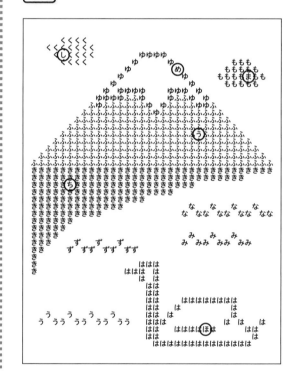

4

F

鳥がいない

5

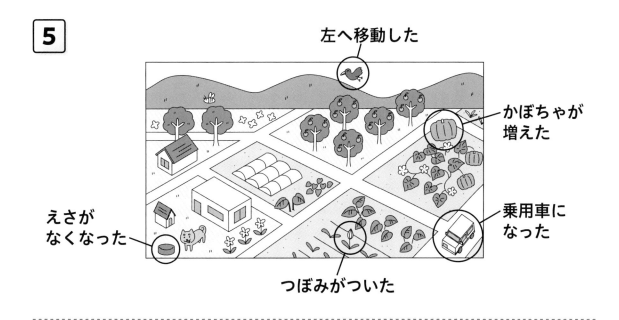

左へ移動した

かぼちゃが
増えた

乗用車に
なった

えさが
なくなった

つぼみがついた

6

①気→軌　②撮→取　③熟→売　④二→似　⑤頭→図　⑥歯→葉

⑦拭→吹　⑧倍→配　⑨隠→画　⑩烈→列

7

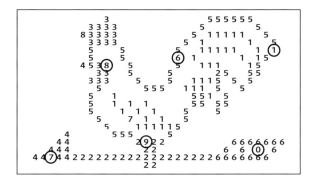

8

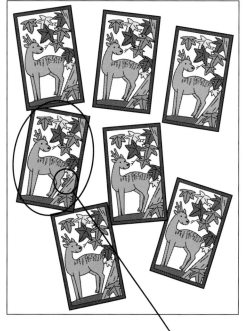

葉が増えた

9

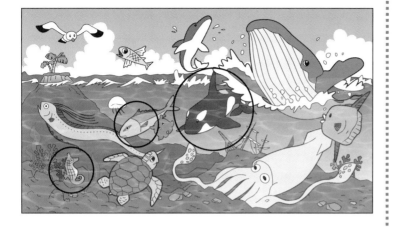

10

① 季

② 陽

11

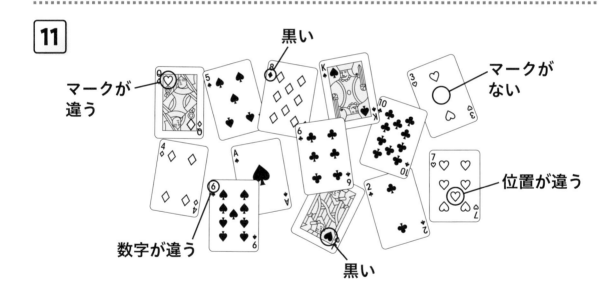

黒い

マークが違う

マークがない

数字が違う

位置が違う

黒い

12 ①哀→合 ②州→舟 ③教→驚 ④人→尽 ⑤免→面 ⑥卓→択
⑦治→持 ⑧見→件 ⑨阻→措 ⑩香→光

13

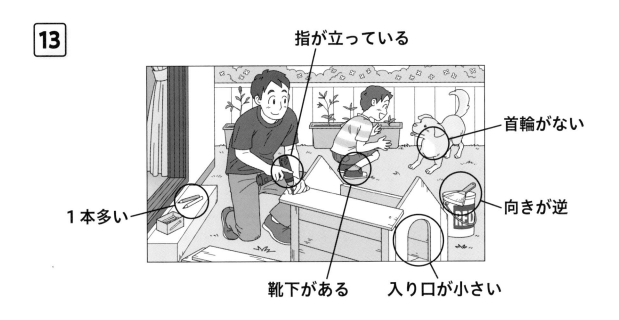

指が立っている

首輪がない

1本多い

向きが逆

靴下がある

入り口が小さい

14

①
令和 令和 令和 令和 令和 令和
令和 令和 令和 令和 令和 令和
令和 令和 令和 令和 令和 令和
令和 令和 令和 令和 令和 令和
令和 令知 令和 令和 令和 令和
令和 令和 令和 令和 令和 令和

②
見聞 見聞 見聞 見聞 見聞 見聞
見聞 見聞 見聞 見聞 見聞 見問
見聞 見聞 見聞 見聞 見聞 見聞
見聞 見聞 見聞 見聞 見聞 見聞
見聞 見聞 見聞 見聞 見聞 見聞
見聞 見聞 見聞 見聞 見聞 見聞

15

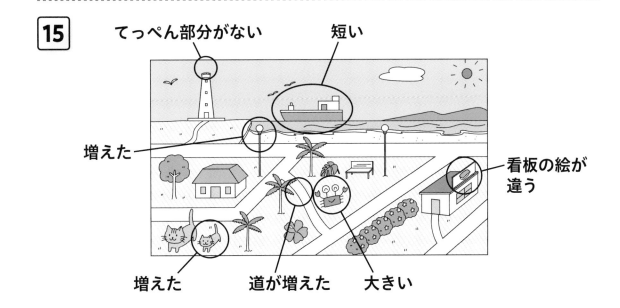

てっぺん部分がない

短い

増えた

看板の絵が違う

増えた

道が増えた

大きい

16

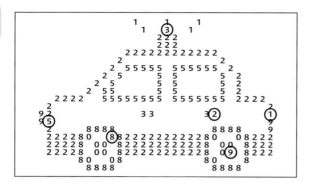

17

①

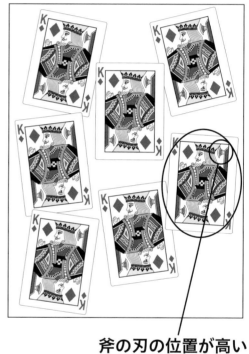

②

18

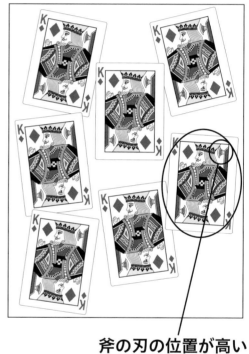

斧の刃の位置が高い

19 C

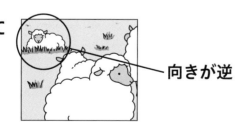

向きが逆

100

20

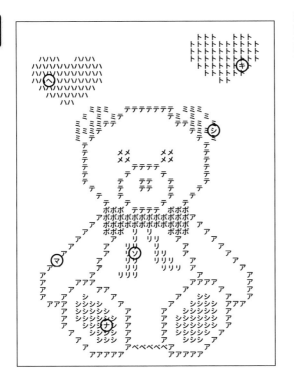

21

①運→雲　②後→誤

③伴→盤　④減→幻

⑤意→以　⑥州→周

⑦食→色　⑧財→材

⑨草→双　⑩大→代

22

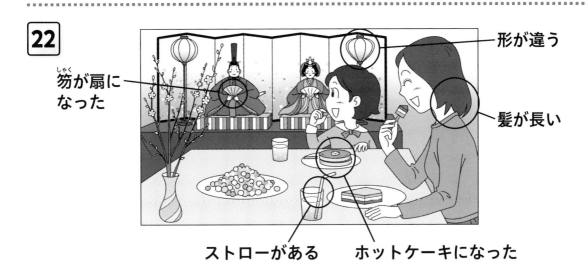

笏が扇になった

形が違う

髪が長い

ストローがある　ホットケーキになった

23

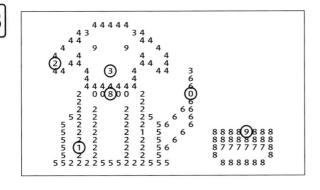

24

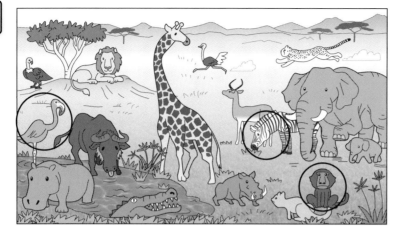

25

① 独自 独自 独自 独自 独自 独自
　独自 独自 独自 独自 独自 独自
　独自 独自 独自 独自 独自 独自
　独自 独自 独自 独自 独自 独自
　独自 独自 独自 独自 独自 独自
　独自 独自 独自 独自 (独白) 独自

② 諸君 諸君 諸君 諸君 諸君 諸君
　諸君 諸君 諸君 諸君 諸君 諸君
　諸君 (緒君) 諸君 諸君 諸君 諸君
　諸君 諸君 諸君 諸君 諸君 諸君
　諸君 諸君 諸君 諸君 諸君 諸君
　諸君 諸君 諸君 諸君 諸君 諸君

26

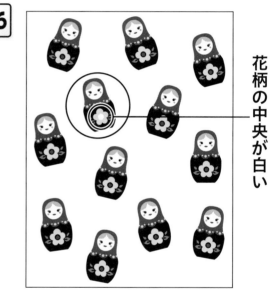

花柄の中央が白い

27

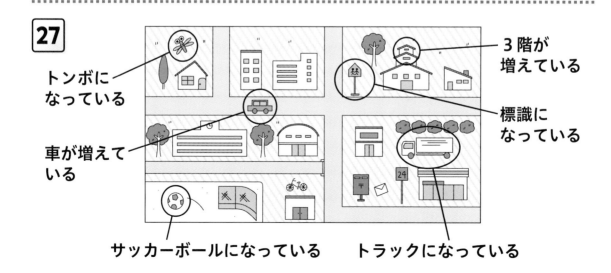

トンボに
なっている

車が増えて
いる

サッカーボールになっている

3階が
増えている

標識に
なっている

トラックになっている

28

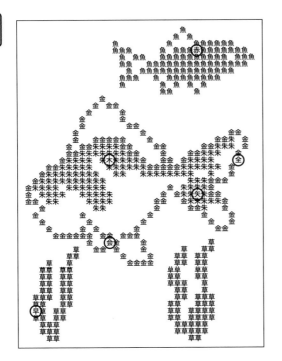

29

①
②

30

①付→突　②機→机　③賭→掛　④棟→胸　⑤日→火　⑥永→長
⑦号→業　⑧人→一　⑨閉→占　⑩泊→箔

31

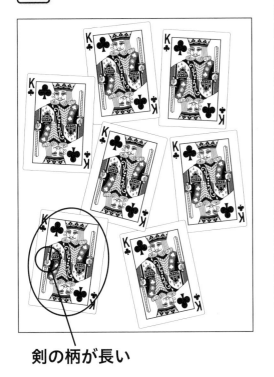

剣の柄が長い

32

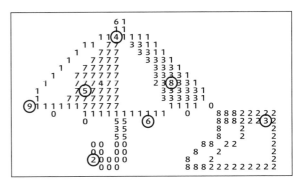

33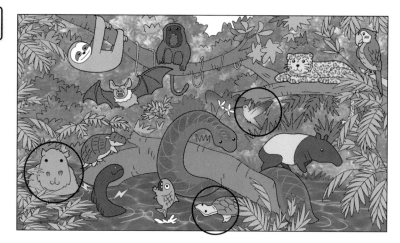

34 ①席→石　②開→回　③小→孤　④法→放　⑤多→他　⑥句→口
　　　⑦混→根　⑧芸→鯨　⑨迷→名　⑩段→断

35

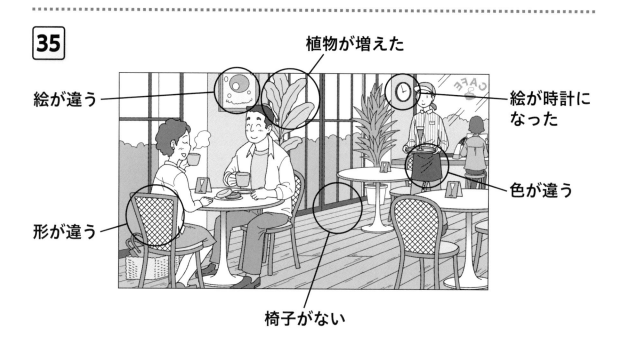

植物が増えた

絵が違う

絵が時計に
なった

形が違う

色が違う

椅子がない

36

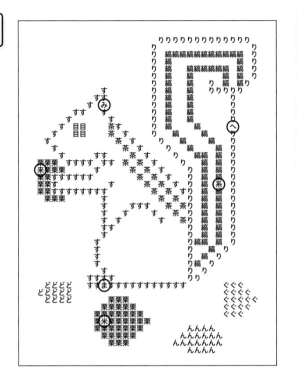

37

G

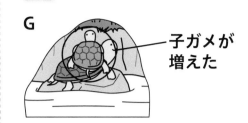

子ガメが
増えた

38

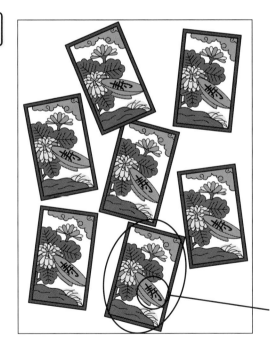

字の位置が違う

39

①頼→便　②勉→弁　③拍→白　④下→気　⑤跡→後　⑥鼻→飛

⑦虚→粉　⑧府→腑　⑨明→銘　⑩殿→伝

40

```
7 7 7 7                                    0 0
          1 1 0   8 0
  ①              1   1 0    ⑨    0
    7                 1      0         8 0
  5 5 5 5 5 5 5 5 5   5        1        0 8   8   0 1
  5       7         5     1        0 0 0 0         1
  5       7         5       1 1 1 1 1 1 1 1 1 1 1 1 1   1
  5       7         5     1 1 1 1 1 1 1 1 1 1 1 ⑯ 1 1
  5       7       5         1                       1
  ③ 3 7 3 0 3 5     1
  5 3 7 3 3 3 5       2 2 2 2 2 2 2 2 2 2 2 2 2 2 2 2 2
  5 0 7 0 3 3 5     1   0 0   0 0  ⑧ 0     0 0 0   1
  5 3 7 0 3 3 5     2 2 2 2 2 2 2 2 2 2 2 2 2 2 2 2 2
  5 3 ⓪ 3 0 3 5   1
  5 3 7 3 0 3 5     ② 1 1 1 1 1 1 1 1 1 1 1 1 1 1 1 1
  5 3 3 3 3 3 5       1 1 1 1 1 1 1 1 1 1 1 1 1 1 1 1 1
  5 5 5 5 5 5 5     1 1 1 1 1 1 1 1 1 1 1 1 1 1 1 1 1
```

41

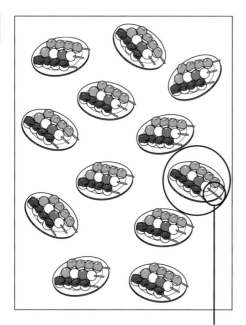

真ん中の串が長い

42

①

比較	比較	比較	比較	比較	比較
比較	比較	比較	比較	比較	比較
比較	(北較)	比較	比較	比較	比較
比較	比較	比較	比較	比較	比較
比較	比較	比較	比較	比較	比較
比較	比較	比較	比較	比較	比較

②

分析	分析	分析	分析	分析	(分折)
分析	分析	分析	分析	分析	分析
分析	分析	分析	分析	分析	分析
分析	分析	分析	分析	分析	分析
分析	分析	分析	分析	分析	分析
分析	分析	分析	分析	分析	分析

43

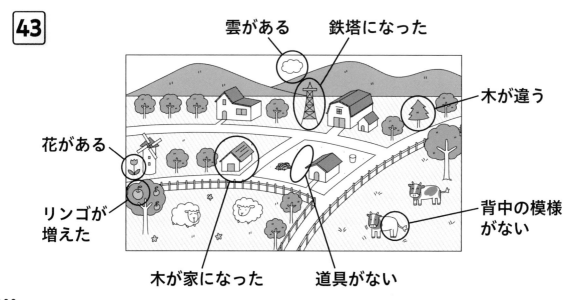

雲がある

鉄塔になった

木が違う

花がある

リンゴが
増えた

背中の模様
がない

木が家になった

道具がない

44 ①状→情　②子→故　③発→髪　④点→転　⑤丁→長　⑥岩→顔
　　　⑦在→載　⑧場→常　⑨視→私　⑩近→今

45

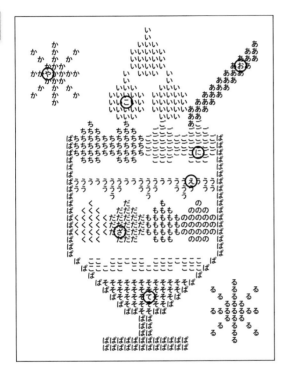

46

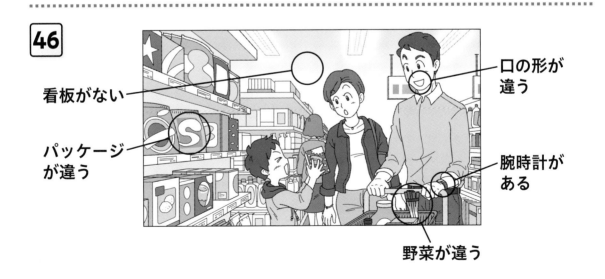

47 ①降→振　②煮→荷　③子→指　④箸→橋　⑤評→氷　⑥兎→途
　　　⑦露→路　⑧具→狗　⑨市→一　⑩突→付

48

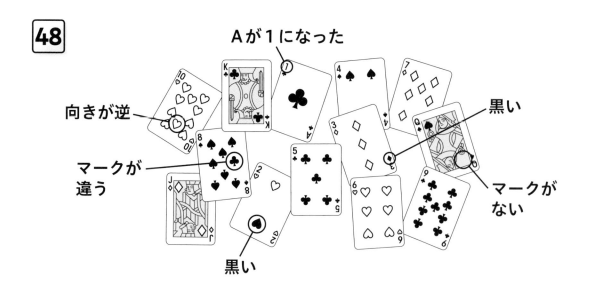

Aが1になった

向きが逆

マークが
違う

黒い

黒い

マークが
ない

49

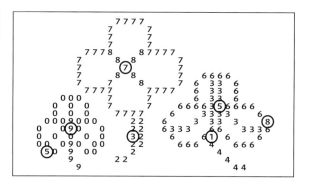

50

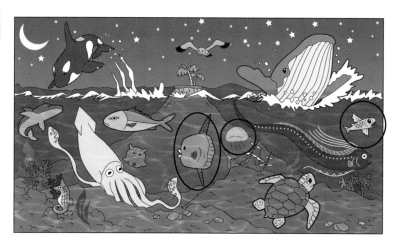

108

51

①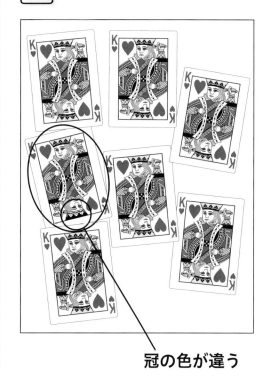

②

52

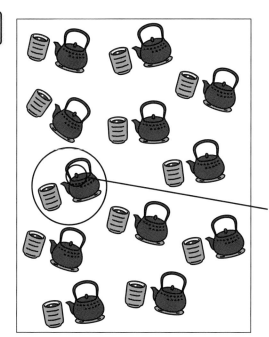

冠の色が違う

53

急須の蓋の
取手の位置が違う

54 ①盛→正　②高→口　③四→支　④井→意　⑤法→報　⑥頭→倒
　　　⑦超→懲　⑧子→虎　⑨心→神　⑩剣→健

55

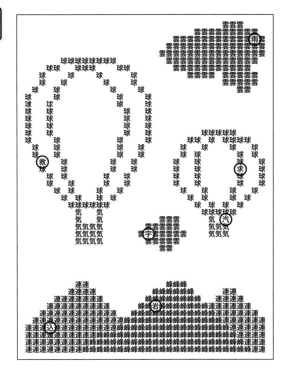

56

D

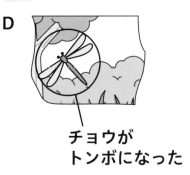

チョウが
トンボになった

57 ①知→血 ②子→越 ③卯→鵜 ④落→烙 ⑤区→食 ⑥刺→差
⑦片→肩 ⑧缶→巻 ⑨汽→気 ⑩鷹→高

58

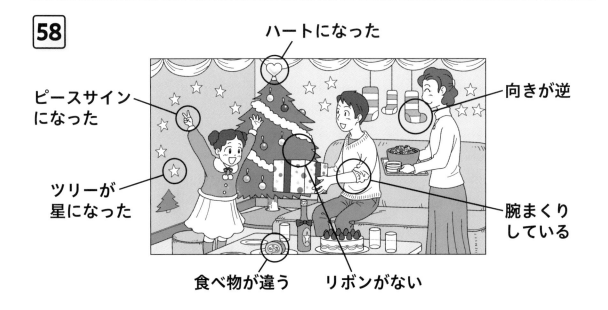

ハートになった

ピースサイン
になった

向きが逆

ツリーが
星になった

腕まくり
している

食べ物が違う　　リボンがない

59

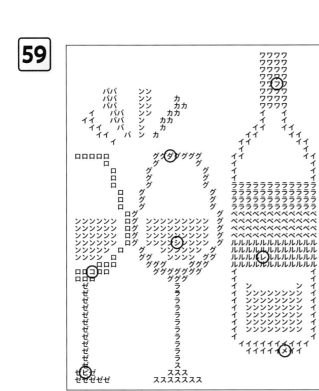

60

①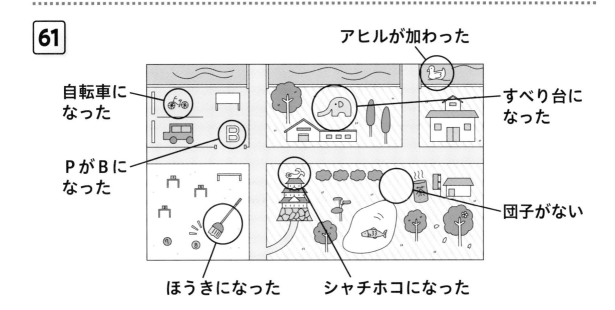

②

61

アヒルが加わった

自転車になった

すべり台になった

PがBになった

団子がない

ほうきになった

シャチホコになった

62

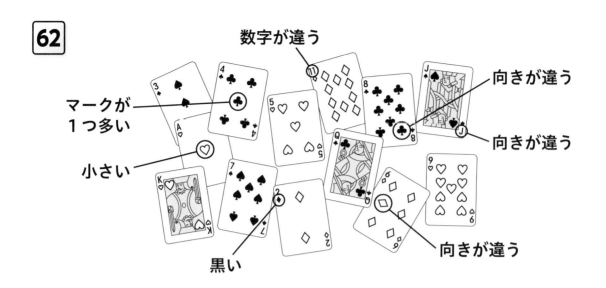

数字が違う

マークが
1つ多い

向きが違う

向きが違う

小さい

黒い

向きが違う

63

①

頭脳	頭脳	頭脳	頭脳	頭脳	頭脳
頭脳	頭脳	頭脳	頭脳	頭脳	頭脳
頭脳	頭脳	頭脳	頭脳	頭脳	頭脳
頭脳	頭脳	頭脳	頭脳	頭脳	頭脳
頭脳	頭脳	(頭悩)	頭脳	頭脳	頭脳
頭脳	頭脳	頭脳	頭脳	頭脳	頭脳

②

簿記	簿記	簿記	簿記	簿記	簿記
(蒲記)	簿記	簿記	簿記	簿記	簿記
簿記	簿記	簿記	簿記	簿記	簿記
簿記	簿記	簿記	簿記	簿記	簿記
簿記	簿記	簿記	簿記	簿記	簿記
簿記	簿記	簿記	簿記	簿記	簿記

64

黒丸模様が1つ多い

65

①蝶→鳥　②例→礼　③社→謝　④軍→群　⑤区→九　⑥下→果

⑦当→答　⑧夢→霧　⑨鉄→徹　⑩新→深

66

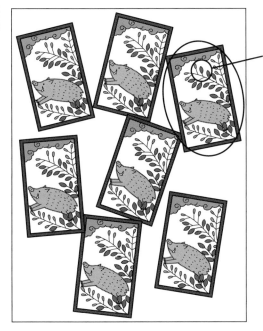

大きい葉に
なった

67

①郡→群　②国→刻　③頭→図　④縦→盾　⑤聴→利　⑥屋→矢

⑦歳→彩　⑧井→意　⑨脂→油　⑩会→合

68

```
                00000
             0         0
            07  6  6   70
            07         70
          1807   252  7081
       11 880      088  11
       11 88 00000 8  8  17
       11 88   777 /  88  11
       11 88        88   11
              18444444 44481
55 4 5555     4 44444444 4
 5      5    2    8   7    8
 5 2825       221   8      8
 52225          8   7      8
 52225 2223 22      8      8
 52225          999999    8
 5555555        999999999
     5             3    3 3
     7           3    3   3
   7          6   33     33
            3 3        3 3
```

69

①

冒険	冒険	冒険	冒険	(冒俟)	冒険
冒険	冒険	冒険	冒険	冒険	冒険
冒険	冒険	冒険	冒険	冒険	冒険
冒険	冒険	冒険	冒険	冒険	冒険
冒険	冒険	冒険	冒険	冒険	冒険
冒険	冒険	冒険	冒険	冒険	冒険

②

氷水	氷水	氷水	氷水	氷水	氷水
氷水	氷水	氷水	氷水	氷水	氷水
氷水	氷水	氷水	氷水	氷水	氷水
氷水	氷水	氷水	(永水)	氷水	氷水
氷水	氷水	氷水	氷水	氷水	氷水
氷水	氷水	氷水	氷水	氷水	氷水

70

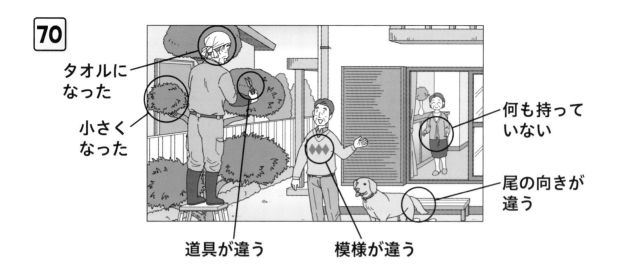

タオルに
なった

小さく
なった

道具が違う

模様が違う

何も持って
いない

尾の向きが
違う

71

①

②

72

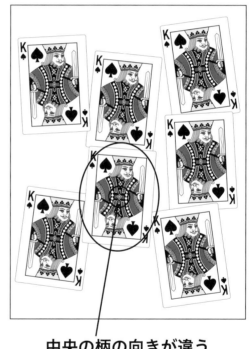

中央の柄の向きが違う

73 ①安→案　②成→鳴　③撒→巻　④蜂→鉢　⑤糸→矢　⑥聞→利
⑦爛→癇　⑧原→腹　⑨問→門　⑩番→判

74

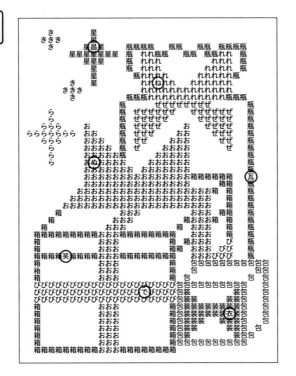

75

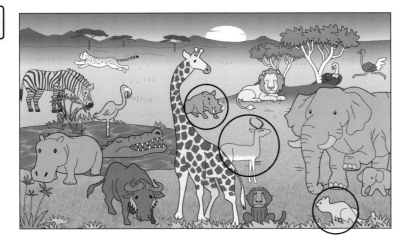

76

H

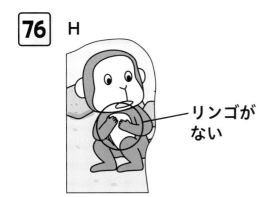

リンゴが
ない

77

①真→心　②発→八

③炉→路　④差→左

⑤飲→引　⑥駄→蛇

⑦山→三　⑧船→扇

⑨同→動　⑩高→功

78

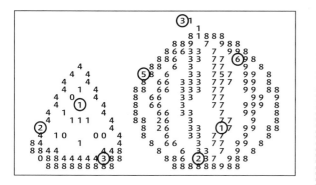

79

①
旅行	旅行	旅行	旅行	旅行	旅行
旅行	旅行	旅行	旅行	旅行	旅行
旅行	旅行	旅行	旅行	旅行	旅行
旅行	旅行	旅行	旅行	旅行	旅行
旅行	旅行	旅行	旅行	旅行	旅行
旅行	旅行	旅行	旅行	旅行	旅行

②
原因	原因	原因	原因	原因	原因
原因	原因	原因	原因	原因	原因
原因	原因	原因	原因	原因	原因
原因	原因	原因	原因	原因	原因
原因	原因	原因	原因	原因	原因
原因	原因	原因	原因	原因	原因

80

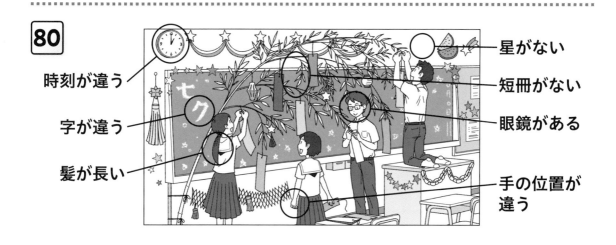

時刻が違う

字が違う

髪が長い

星がない

短冊がない

眼鏡がある

手の位置が
違う

81

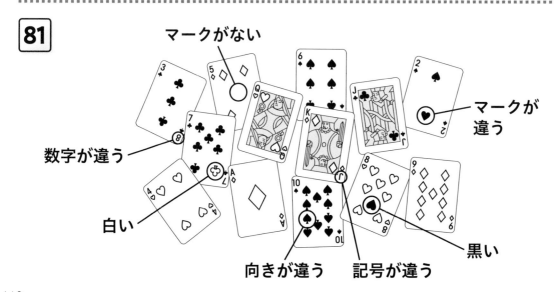

マークがない

数字が違う

白い

マークが
違う

黒い

向きが違う

記号が違う

82

①
旬 旬 旬 旬 旬 旬 旬 旬
旬 旬 旬 旬 旬 旬 旬 旬
旬 旬 旬 旬 旬 旬 旬 旬
旬 旬 旬 旬 旬 旬 旬 旬
旬 旬 旬 旬 旬 旬 旬 旬
旬 旬 旬 旬 旬 旬 旬 旬

②
感 感 感 感 感 感 感 感
感 感 感 感 感 感 感 感
感 感 感 感 感 感 感 感
感 感 感 感 感 感 感 感
感 感 感 感 感 感 感 感

83

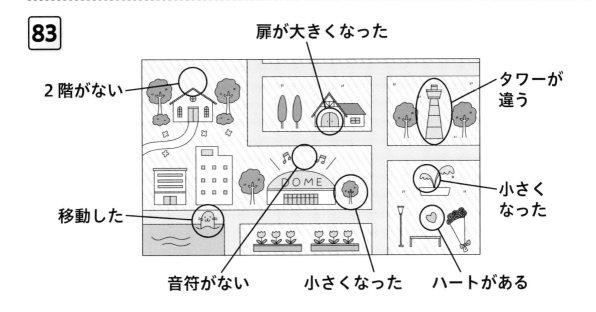

扉が大きくなった

2階がない

タワーが違う

移動した

小さくなった

音符がない

小さくなった

ハートがある

84

①席→石　②破→羽
③季→機　④芽→目
⑤等→頭　⑥尾→火
⑦荷→二　⑧炭→隅
⑨潮→塩　⑩度→頭

85

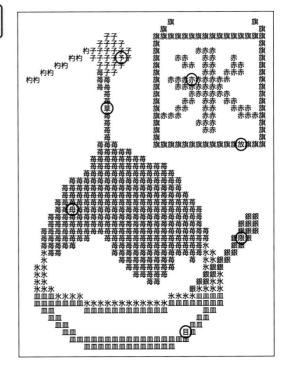

86

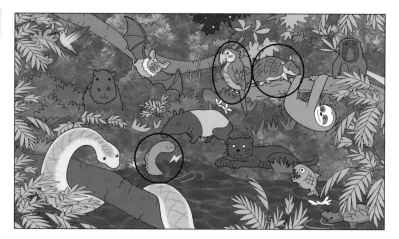

87

ズボンの
ラインがない

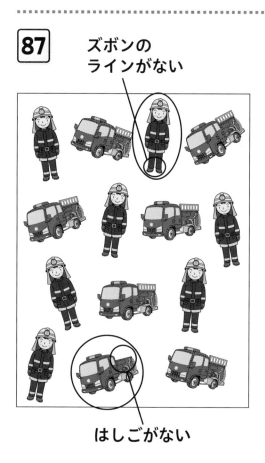

はしごがない

88

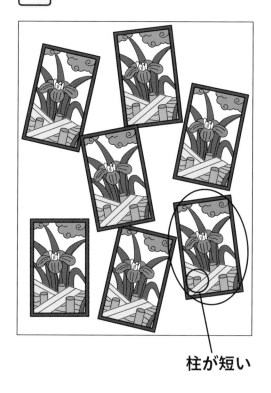

柱が短い

89 B

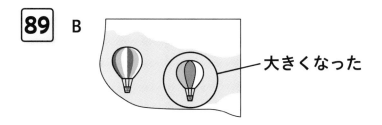

大きくなった

90

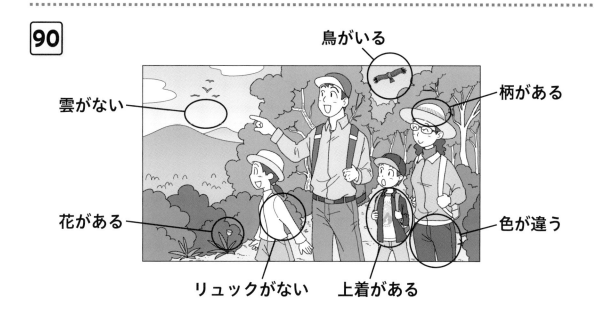

鳥がいる

雲がない

柄がある

花がある

色が違う

リュックがない　上着がある

学研脳トレ

川島隆太教授のらくらく脳体操
まちがい探し 90日

2021 年 6 月 22 日　　第 1 刷発行
2021 年 11 月 8 日　　第 3 刷発行

監修者	川島隆太	
発行人	中村公則	
編集人	滝口勝弘	
編集長	古川英二	
発行所	株式会社　学研プラス	
	〒141-8415　東京都品川区西五反田 2-11-8	
印刷所	中央精版印刷株式会社	

STAFF	編集制作	株式会社 エディット
	本文DTP	株式会社 アクト
	校正	奎文館
	イラスト	水野ゆうこ　さややん。
		森山すず　中山けーしょー
		イラスト AC

この本に関する各種お問い合わせ先
● 本の内容については、下記サイトのお問い合わせフォームよりお願いします。
https://gakken-plus.co.jp/contact/
● 在庫については　Tel 03-6431-1250（販売部）
● 不良品（落丁・乱丁）については　Tel 0570-000577
学研業務センター
〒 354-0045　埼玉県入間郡三芳町上富 279-1
● 上記以外のお問い合わせは　Tel 0570-056-710（学研グループ総合案内）

学研の書籍・雑誌についての新刊情報・詳細情報は、下記をご覧ください。
学研出版サイト　https://hon.gakken.jp/